中医经典文库

医学三信编

清·毛世洪　撰

王忠云　校注

中 国 中 医 药 出 版 社

·北 京·

图书在版编目（CIP）数据

医学三信编/（清）毛世洪撰. —2 版. —北京：中国中医药出版社，2007. 1（2019.11重印）
（中医经典文库）
ISBN 978-7-80089-176-2

Ⅰ. ①医…　Ⅱ. ①毛…　Ⅲ. ①中医学临床-中国-清代
Ⅳ. ①R24

中国版本图书馆 CIP 数据核字（2006）第161092号

中国中医药出版社出版
北京经济技术开发区科创十三街31号院二区8号楼
邮政编码　100176
传真　010-64405750
保定市西城胶印有限公司印刷
各地新华书店经销

开本 850×1168　1/32　印张 4.25　字数 90 千字
2007 年 1 月第 2 版　2019 年 11 月第 6 次印刷
书号　ISBN 978-7-80089-176-2

定价　16.00 元
网址　www.cptcm.com

社 长 热 线　010-64405720
购 书 热 线　010-89535836
维 权 打 假　010-64405753

微信服务号　zgzyycbs
微商城网址　https://kdt.im/LIdUGr
官 方 微 博　http://e.weibo.com/cptcm
天猫旗舰店网址　https://zgzyycbs.tmall.com

如有印装质量问题请与本社出版部联系（010-64405510）

《中医经典文库》专家指导委员会

《中医经典文库》编委会

《中医经典文库》专家顾问委员会

前　言

中华医药源远流长，中医药理论博大精深，学说纷呈，流派林立，要想真正理解、弄懂、掌握和运用她，博览、熟读历代经典医籍，深入钻研，精思敏悟是必经之路。古往今来，凡是名医大家，无不是在熟读精研古籍名著，继承前人宝贵经验的基础上，厚积薄发、由博返约而成为一代宗师的。

故此，老一辈中医药专家都在各种场合呼吁“要加强经典学习”；“经典是基础，传承是关键”。国家有关行政部门也非常重视，在《国家中长期科学和技术发展规划纲要（2006～2020）》中就明确将“中医药传承与创新”确立为中医药领域的优先主题，国家中医药管理局启动了“优秀中医临床人才研修项目”，提出了“读经典，做临床”的口号。我们推出这套《中医经典文库》，也正是为了给广大中医学子阅读中医经典提供一套系统、精良、权威，经得起时代检验的范本，以倡导研读中医经典之风气，引领中医学子读经典、用经典，为提高中医理论和临床水平打牢根基。

本套丛书具有以下特点：①书目权威：丛书书目先由全国中医各学科的学科带头人、一流专家组成的专家指导委员会论证、筛选，然后经专家顾问委员会审核、确定，均为中医各学科学术性强、实用价值高，并被历代医家推崇的代表性著作，具有很强的权威性；②版本精善：在现存版本中精选其中的最善者作为底本，让读者读到最好的版本；③校勘严谨：聘请具有深厚中医药理论功底、熟谙中医古籍文献整理的专家、学者精勘细校，最大限度地还原古籍的真实面貌，确保点校的高质量。

在丛书出版之际，我们由衷地感谢邓铁涛、朱良春、李经纬、余瀛鳌等顾问委员会的著名老中医、老专家，他们不顾年迈，热情指点，让我们真切感受到老一辈中医药工作者对中医药事业的拳拳挚爱之心；我们还要感谢专家指导委员会的各位专家和直接参与点校整理的专家，他们不辞辛苦，兢兢业业，一丝不苟，让我们充分领略到中医专家的学者风范。这些都将激励我们更加努力，不断进取，为中医药事业的发展贡献出更多无愧于时代的好作品。

中国中医药出版社

2007 年 1 月

内容提要

《医学三信编》，简称《三信编》，为清代毛世洪所撰。全书共三卷。上卷为医论部分，择五十余位先哲精理，论述了疾病的新久内外、老少虚实的不同特点，并结合古今及作者自己的体会总结出五条攻补原则；中卷列病证四十余条，辑有常用方剂二百余首；下卷详加辨析中风的病因病机与外风在本质上的不同，以及误治的危害。

本书此次出版以清·道光戊子年(1828 年）书带草堂刻本为底本，并参校了《伤寒论》、《伤寒来苏集》等书点校而成。可供中医临床、中西医结合工作者及广大的中医药爱好者参考。

校注说明

《医学三信编》三卷，简称《三信编》，清·毛世洪撰。世洪，字达可，号枫山，武林（浙江杭县）人，生卒年不详。据已卯钟汾序云："先生年臻大耋，著《三信编》三卷"。八十为耋，但所署"已卯"当为1759年，与其他四个序跋相差三十六至三十八年，而"已卯"序和陈岱序（1795年）都曾提到毛氏今八十著书，显然有误，故"已卯"极可能为"乙卯"之误。乙卯是1795年，年八十；陈岱序为1797年，"年臻大耋"，当是八十二岁，二者相符。以此上推，毛氏约生于1715年前后。毛氏年臻大耋，神明不衰，深得养生之道，为济当世而利后人，遂聚先贤医学之精华，八十而著本书。此书流传甚少，几乎为国内孤本。其著作尚有《养生经验集》等，流传甚广。此外还有《资生别传》、《毛枫山梓送方》、《毛枫山方》等书，难于考证。

《三信编》约成书于清·乾隆乙卯年（1795年）。其取三信之名，即后人信先生，先生信古人，犹后人信古人也。全书共三卷，其特点是以七言歌诀的形式写成，并逐条解释说明，使人开卷了然。上卷主要是医论部分，择五十余位先哲精理，论述了疾病的新久内外、老少虚实的不同特点，强调了脉诊及明晰药性的重要性，且遵古而不泥古，又结合古今及作者自己的体会总结出五条攻补原则，一曰气壮者不必大攻，气弱者不宜骤补；二曰攻不全攻，补不全补；三曰攻不及者宜补，补不及者宜攻；四曰以补为攻，以攻为补；五曰邪在表者不可攻里，在里者不可攻表。并主张“但用补后不必攻，攻后必须补”及“补足正气，邪自然去矣”的观点。中卷列病证四十余条，辑有常用方剂二百余首，对感证的传变、鉴别、治则、方剂等均融为一体，编为歌诀，易于记诵。并且附加注释、评述及自身的临床心得，指出源流及药物的配伍功用。下卷详加辨析中风的病因、病机与外风在本质上的不同，以及误治的危害。尤其是引证了十几位名人论述，倡金·刘完素“将息失宜”说，为“中风”病因病机正名。总之，本书议论精粹，言简意赅，为初学者的门径之书。

据考证本书在国内尚未发现其他版本，这次整理是以清·道光戊子年(1828年)书带草堂初刻本为底本，并参校了《伤寒论》、《伤寒来苏集》等书，点校而成。具体处理方法如下：

一、各卷题款均有“三信编某卷，汪天潜先生鉴定，枫山毛世洪达可甫著（撰)”，现一并删去。

二、文中以“△”号标识的各症，这次整理均予取消。

三、“右药”一律改为“上药”。

四、书中明显错字，则予径改。繁体字、异体字一律改为正规简化字，不再加注说明。

校注者

一九九〇年八月

序[①]

医之为书多矣，自《素问》、《灵枢》以下，卓然可传者，不过数种。其余百家撰述，汗牛充栋，未免择焉不精，语焉不详，学者视之有茫乎不知所折衷者。

枫山先生博综群集，惧其泛而杂也。于是讲明切究，聚古今之精英，著《三信编》三卷。言简而赅，其于药石之性味，疾疢之源流，开卷了然，可与向所刻《养生经验》一书，并垂不朽。虽不敢以仓公、扁鹊之说谀之，而称为济世之书，洵可无愧也。

先生年臻大耋，神明不衰，是深得乎养生之道者。然而先生不欲自私，形诸著述，以济当世而利后人。古人云：不为良相，当为良医。其先生之志也欤。

时乾隆乙卯清和月

同里弟钟汾拜序

---

① “序”字原无，据文义加。下陈岱序同。

序

良相良医，皆以救人为心。然未有不信古人而能救今人者，亦未有能救今人而不欲后人之师其意以救后人者。良相之救人也，以其能读孔孟之书，信而守之而佐以子史。良医之救人也，以其能读轩岐之书，信而守之而佐以扁卢。顾轩岐、扁卢之书不易读，则又在得其传者之阐发其奥旨，以示天下后世也。

枫山毛先生，于医能穷源而畅流，复以救世之心，慎于诊视，所治辄有奇效。今且年逾大耋矣，数十年妙手苦心，全活无算，而犹虑沾溉不逮于久远也。于是以其信于古者，笔之于书。前所刊《养生经验集》已为世宝贵矣。兹复采古方之精粹者，编为歌诀，参以议论，变而通之，汇为一册，颜曰《三信》。俾后人之信先生，犹先生之信古人，则其学传，其救世之心无不传，凡后之神明其术为斯人福者，皆先生功也，岂云小补哉！夫出蛇走獭，理脑解颅，世每诧为不经者，以未明阴阳感触之实有是病；与夫能见五脏癥结之实有是术；且未明青芝、赤箭、牛溲、马勃之实有是用；草石骨肉，相使、相畏、相恶、相反、相杀之实有是理；无惑乎少见而多怪也。

是编择精语详。于药则温凉平毒辨其性，君臣佐使明其用；于病则天地动静，五行迁复溯其源；于人则虚实老少参其变；于诊治则宜攻、宜补、宜解、宜养慎其思。所谓人有二十五类，生是人即有是病。有是病，即有是医者，无不洞若观火，虽欲不信不可得也。至其书之义无不显，句无不谐。学者尤易拾诵，又诱掖[1]之善术欤。

嘉庆二年岁在丁巳且月朔日

钱塘后学陈岱拜序

① 诱掖：引导扶持。

序

《后汉·郭玉传》曰：医之为言，意也。意则指与物化，不可端倪。奚执乎陈方旧说而信之？然不读《灵》、《素》之书，而欲试轩岐之术，师心自用，误针误药，以至于不可救，则恃意适足为害也。

枫山毛先生盖深悯之矣。先生神明而寿，究岐黄之术而能通其原，著有《养生经验集》行于世。犹虑粗工之学医而人费也，乃采古今明哲之精粹，编为韵语，使人讽咏以昌之，先生殆神于用意者欤。学者阅历是编，洞若观火也。然则先生岂恃己意为尝试者乎？信于古，然后信于今，信于一人，然后信于天下。旨哉三信之说，所以教天下之不学无术者也。虽然，先生非虚心玩索，安能仰轩岐于数千载，上而羹墙[①]遇之。则夫读先生之书，无物而不化，又非先生意也。学者于审脉辨药外，得先生慎思之旨。思之思之，鬼神通之，所谓信者，于是益坚且确，先生其许我为知言欤。

时在嘉庆丙辰正月

同里后学周由厚拜序

① 羹墙：仰慕之辞。

序

九流百家之书，苟有其才，皆可传世而行远。独医能制人生死，故尤不可以不信。世传《千金》、《肘后》诸方尚已，他如急疾奇病、丹方秘制之类，制造不一，人大都用之，当时业有成效，流布已久，不可得而废也。

近世业医之家，务在各出已意，其于古人成法，颇疑不适于用，好博不专之患，又不能决择其间。夫然师心者多虚声，墨守者鲜实效。日以其身从事于此，而犹不能无惝恍焉，而谓能信之于天下后世乎。

毛君枫山，博学精识之士，《养生经验集》亦既沾溉海内矣。济物之怀，老而弥笃，旁搜博采，日有所增，已复取而诠次之，颜曰《三信编》。

昔陆忠宣晚岁尤留意于医，遇有良方，必手自抄录。张洁古洞彻医术，自为家法，不用古方。若先生者，岂非兼有二子之长者欤。

夫宰相之道，在于则古，昔称先王，确然不欺，以无憾于天下。禹、稷之平成，伊、周之匡济，萧、曹、房、杜之策画，其足以垂示后世者，亦曰：信而已矣。

今医以活人为术，前人所为譬诸良相。而是编之作，实有会于斯旨焉。览者苟能精心渺虑，以寻究夫作者学力之所在，安见信作者之心，必不如作者之信古哉。

由斯以往，微疴笃疾，均何有于驱除极之。上世所称割皮、解肌、湔肠、涤脏，离奇恢谲之功，虽谓至今尚存，可也。

乾隆六十年十有二月

同里弟陈德星顿首拜序

凡　例

一是编分上、中、下三卷者，盖取天地人三才之义。其补遗诸论，虽属管窥，实欲发前人之未发。若予自幼失学，之乎未彻，贻笑大方。倘获高明郢正，另赐补偏，则亦病医两家之大幸也。至集类各证汤方，有药味而无分量者，以君臣佐使固有一定之规。而主伯亚旅，临时自宜制度，不敢局人心思，故不载列。

一伤寒变证，有病虽相同而治当分别，因各汇其类，以免望洋。至一症之中，兼有两症现状者，势难歧类，总以多见者为主类。假如下利之症或带厥逆，厥逆少而下利多者，仍类于自利条下。又如呕吐之症兼见烦渴，呕吐多而烦渴少者，仍列于呕吐条下。以此为例，余可类推。适一症之中，稍挟别类之病形者，惟在善学者默识心融，互相印证，自然贯通，临证施治，自能左右逢源矣。

一集类之中所载伤寒六经正治，不过录其提纲，如欲全考，仲景之书俱在，故不多赘。至感证之传变，凡列一症，用此△标识。至分辨治法之歌括，参附注疏，其字句虽有多寡之不同，但使病形汤方，务畅其义而止。故汤歌药味不厌重复，平仄不调，音韵不叶[1]，俱置不论。惟冀学者之便于记诵，易于明晰耳。

一仲景《伤寒论》，有一逆尚引日、再逆促命期之句，揆厥所由，盖言一逆尚引日者，医或误治致病者，遂迁延时日也。乃知伤寒之症，一误而无再误，随拯其误，未必就促其命，犹可得生也。至于杂症，惟中风有闭脱之分，厥仆有阴阳之异。总之卒然昏仆，症类相似，岂知病之所发各有其因，挽回之道，止在须臾。苟不辨明，紊施药饵，非比伤寒一逆尚引日。故中厥之症，一逆已成不治之症，无俟再逆而始促命也。予特为之采辑中、厥各症形状汤方，分条辨析，编歌易记。惟愿学者不嫌俚鄙，熟诵于心，临诊审谛，对病投方，庶中、厥之辈，可免受犹豫之害。

① 叶（xié 协）：通“协”，即协韵。

目　录

上卷 医学补遗

引　　言

窃闻见道未真，奚容论断，立言不切，宁免浮夸。巍乎前哲，难几卓尔，后生可畏。况岐黄久彰寰宇，各代兴崇文章，莫盛兹时。

圣朝隆运，惟是经文古奥。浅见者索解殊难，玄理幽微。粗心者会真匪易。张景岳效武侯之八阵，喻嘉言法萧相之三章，赵养葵遵孔门之一贯，高鼓峰循孙子之五奇。诸书迭出，固无微不显，无秘不阐矣。更可羡者，文精句雅，韵洽调平，能使诵读之人目爽心开，神凝志发。然其间尚有可议不可议者存焉。

予实碌碌庸才，素患迂腐，既不能学书学剑，复不能学圃学农，惟有志于青囊，恨不克饮上池水耳。故于三余之下，遍考群书，知不可议者，乃先圣所传，已经后贤阐发谛当者是也。其有阐发未当者，不得不备论之，以公诸世。奈何笔底空疏，虽欲吐其肺腑，终愧拙于雕虫。因思济世之道，在举之当与不当而已，不必拘其言之文质也。今予既信昔人，而私淑其意，且以补其未发。后之人倘有阅是编而信予者，要亦犹予之信昔矣，故题曰《三信编》。

原　诊

望、闻、问、切，皆诊之意也。四者固不可胶执一端，但有全论者，似乎至矣。而诊之大原，仍不在是也。

夫圣人神以知来，智以藏往，无有远近幽深，皆能明辨而勿疑殆。由心体之明含融天地，万物之理而大无不包，细无不入，故能如鉴之察形，炬之烓暗欤。

世医拘于望、闻、问、切之中，欲求达诊之道于戏，犹居于物之内而观于物也。真巍乎莫可穷，渊乎莫可测矣。今高明之士，受此惑者犹比比焉。设能居于四者之外，潜心默悟，先复自之天性，次详理之大同，俾一旦豁然贯通，则或望、或闻、随问、随切，无不引申触类而洞得其情。经云：至道在微，变化无穷，神而明之，其用乃制，其斯之谓欤。

攻 补 论

治病不离攻补，惟当之为贵也。今方书莫不首言二者，人尽知之。

夫内伤外感等症，其治法非攻即补，非补即攻，即如和剂之中，亦必寓攻补之义。盖古方汗、吐、下皆攻也，温、清、补皆补也。经云：毋虚其虚，毋实其实。故凡外感多实，所以仲景专攻。内伤多虚，由是东垣重补。张子和所治村夫，其方峻削。薛立斋相偶贵介，立法温和。

今《八略》云：实而误补不过增病，病增犹可治。虚而误攻，必先脱元，元脱则无治。然其言著于攻略，固有益于后人。倘狃论于补法中，则未免流弊矣。又有注《伤寒论》者曰：形实气壮可以攻也，形羸气弱自当补之。倘攻弱补壮，则实实虚虚，夭人性命。然此言似是而非，亦属骑墙之见，固不足论。

经云：邪之所凑，正气必虚。奚有正气实而反生病者哉。故所谓实者，邪气实，非正气实也。言虚者，确指正气虚耳。若邪气虚又何病耶？予故曰：邪实宜攻，邪微可补，一言尽之矣。然而攻补之道有五，试论之。

一曰：气壮者不必大攻，气弱者不宜骤补。此亦专指邪甚者而言。大凡形实气壮之人，必非内伤之病，或偶然外感，此必有一脏或一腑之虚，故外邪得乘隙而入。若竟无虚，又安有外感哉？但其别脏腑之气皆盛，故虽感而未必深入，其邪亦轻，此时稍用解表之药，则邪无不散。更察明致感之由，从而峻补之，以杜其将来则善矣。若或过投大散大下之剂，则邪气去后，正气受伤，虽其形实气壮，将见正削于中，又必新邪来陷，转攻转陷而无所施治矣。若夫形羸气弱之人，五内空虚，肌肤疏懈，或因内伤，必生拂郁之病。阴液不充，燎原日炽，法当清火导气，散郁疏经，始能平静。至若外邪感冒，其入必深，缘气弱不能御邪，必须汗之下之，使邪得解，然后缓缓滋培，可全愈矣。设先投峻补之药，则反助邪攻正，非惟无益而反害之。

二曰：攻不全攻，补不全补。凡邪在气分，必先解散者，配合养阴之药。邪在血分，务宜疏利者，稍加助脾之药，皆不在禁例。况阴血充而表邪易去，中气足而积滞能通。故云：攻不全攻。若补不全补又有说焉，凡补气药中，须参升提健运。补血药中，宜入理气通经。安心神必兼清火，滋肾水犹当逐湿之类。

三曰：攻不及者宜补，补不及者宜攻。何谓攻不及者宜补？盖表邪未解，胃液消亡，实积尚存，心神飞越。斯时也，若必欲尽去其邪，尽去其积，虽用大攻之剂，奈正气已衰，邪必内陷，法当峻补胃阴，如左归、贞元之类，则阴液得充，汗必涌出肌表，邪亦不待攻而自去矣。收敛神气，若归脾、养荣等汤。君主一明，五脏各得其职，虽不下积，而积亦无不下矣。何谓补不及者宜攻？凡邪入阳明，变生大热，五液煎熬殆尽，惟肾中真水一点尚存，斯时欲滋津液，以一杯之水，难救车薪之火。故仲景以大黄、枳实、芒硝，急下阳明实邪，而承足少阴真水之气。又如邪中三阴，寒痰壅塞，上下不通，一身阳气暴绝，独绛宫一点真火犹在。斯时欲补脏腑之阳气，又似乎壶汤而浇雪山。故须投苏合香丸、三生饮，以攻痰利气，逐内外之寒邪，以宣于少阴君火之气。即如内伤外感之病，虽不若是之危险，亦必酌其权宜，或先攻后补，或先补后攻，务先其急。

四曰：以补为攻，以攻为补。此义何居？盖病人有实积于中，又素虚气弱，或病后产后皆不任攻，法当重用补阴润下之品，俾气血宣顺，其积自下，如景岳决津液之义。又如风邪屡散不解，法当大补气血，以实其表，使邪无可存之处，如玉屏风之类。更有火踞上焦，清凉日用不平，亦须壮水之主以镇阳光，则火自息矣。至如水泛为痰，补而逐之。久疟不瘥，补而祛之。肾虚水肿，补而消之。脾弱发黄，补而利之。但凡以补为攻，参、芪、杞、地，皆当重用之，一、二、三两始能正气骤生，邪不能敌。若轻则反隔碍难通，适足助邪增剧。又若气虚中满，不妨加曲、蘖、香、砂之类。血枯身痛，亦可用行气导滞之方。相火飞腾，可以凉解。劳伤吐血，可以顺导。久嗽犹当汗透，沉痹尚可驱风，但其分量须轻，不过钱许，或数分而止。过用则开门引贼矣。但用补后不必攻，攻后必须补，不可不知。

五曰：邪在表者，不可攻里，在里者，不可攻表。虚在阴者，亦可补阳，在阳者，亦可补阴。凡邪之在表，使人气脉不通，胸膈饱闷，或二便不利皆有之。然邪尚未入里，倘误攻之，邪必乘虚内陷。若邪气入内，热气薰蒸，必见身疼头痛。误投发表，内外俱伤，又增一病。又凡阴气大虚，或骤伤阴血，此时固当补阴。但经云：有形之血不能速生，几微之气所当急固。又或阳气衰微，上虚喘急，补阳本其要法，然传曰：无阳则阴无以生，无阴则阳无以化。故凡补虚续绝，则阴阳互为根本，相需而不相离，故攻则在乎严密，补则在乎圆活。

通前五法，不过言其大略。至有或当纯攻而禁补者，或当纯补而禁攻者，又有忽宜补而又忽宜攻者，俱当临症之际，细心体认，用得其宜耳。

新久内外老少标本虚实论

医之义尚矣，医之理微矣，殊难一言蔽之。然凡病初起，皆气受之。若经年累月，则必精竭，精竭则神亦亡，此一定之理也。若虚不受补，或病深失治，以致于神亡而竟不可挽者，由于数尽者半，失于调治者亦半也。

夫断木可以取水，溶金可以得水，燃火生液可以得水，掘土为泉可以得水，故能培五脏则精无不生。况圆珠可以得水，则假无形以养精也。钻木可以得火，凿金可以得火，搥石可以得火，水底有火也，能养五脏则神无不存。况阳燧可以取火，则假无形以养神也。

若外感之致于死者，皆缘五气阻滞，经络不通，或火炎而精暴绝，或气乱而神遽扬，非内伤枯涸之比也。

凡治新病，首贵疏邪调气。火甚者兼滋阴精，气散者并安阳神。所以治外感当救之速耳，待邪尽而后补之可也。若久病，必须丰填精髓，峻补真阴，安养元神，兼调气血。故治内伤不嫌其缓，待虚回而后方可攻邪，此二者皆常法也。若有标急于本者，又当斟酌活法。老弱者，必须先固本原。少者新病亦可先补，老迈沉疴亦可先攻，或用和剂，所谓刑德兼施，并行不悖者是也。但其要旨，凡欲攻邪，须量禀气之厚薄。若思补正，必详邪感之重轻。余故谆谆曰：邪甚当攻，勿畏正气虚而先补，邪微宜补，休泥表未尽而漫攻。能知此义，可不拘病之新久、内外老少、标本虚实等类，而竟纵横攻补，亦无不善矣。经云：知其要者，一言而终，此之谓也。

药性疏辨

药物种类繁多，似难枚举。试以今时日用而不知者，信采数品而详论之。

五味子　味酸、甘，核苦、辛、咸，性温，无毒，入肺肾二经。予曰若云五味恒全，自宜用无偏胜，何以惟酸倍甚，专司在于收固。《八略》云：病在上在表者，皆当固气。在下在里者，皆当固精。然诸气藏于肺，诸精贮于肾。凡收耗亡，皆五味之能也。但其分量须酌用，方书莫辩，予特附详之。盖轻清者上升，重浊者下降，此自然之理也。故其敛汗定喘，解渴疗咳，收肺气耗散之金，所用不过七粒、九粒，取其气也。至于固肠涩精、强阴除热，滋肾经不足之水，不妨用三钱、五钱，取其味矣。倘易二症之宜，而多寡误用，非惟无益，抑且增剧，此一义也。

甘草　味甘，平，无毒，入脾经。故热药用之，欲温中也；凉药用之，清脾胃之火也；上升药用之，欲并土脏，清气同升；下降药用之，欲与中宫浊气并降故也。又其性能缓，凡急攻急散之剂非宜，气偏血偏之病恒用。轻用兼屏心肺之热，重加可挽肝肾之脱。

人参　味甘，微温，无毒，入肺脾二经。汗、下、温、补、和五法，无不宜用。然用于散剂者，乃助肺气，使邪易于散也。昔人有谓入散药而助散剂之力，故邪易散，此言非也。经云：邪之所凑，正气必虚。今人重感于邪，故必投大散之药，又必加以人参以助正气。若人参不能固正，亦不必用矣。岂有复助诸散药等力更复大散者乎，决无是理。即下药用之，亦以助脾胃，使邪积之易去耳。同温热药用者，期元气之骤生，则阳回可速。补剂自彼专能，毋庸议论。轻用惟补肺气，重用可实脾土。若欲添精于肾，生血于肝，则非一、二两不可，犹必佐以归、地之类。

白术　味苦、甘，温，无毒，入脾胃二经。

熟地　味甘，微寒，无毒，入心肝脾胃四经。《邯郸》以为二味不宜同用，今《景岳新方》屡屡并行，而诸书亦未辨晰。惟四明列《薛氏医案》数方亦曰：有可同用，有不可同用者，此言犹觉拘泥。予释之曰：术多地少，是欲滋土中之阴，非欲兼补肾也。地多术少，必使利腰脐间之湿，岂期养胃哉！若两味等用，方为脾肾兼疗法耳。即之肺之肝，配之合宜，亦无不可适。或土受热伤，可去术而竟投熟地。水遭湿侮，可去地而惟用白术，此其概也。

黄芪　味甘，微温，无毒，入肺脾二经。与人参皆固元气之药也。

远志　味甘、辛，温，无毒，入心胃二经。

枣仁　味酸，平，无毒，入肝胆二经。此二味皆养神之药也。

枸杞子　味甘，微温，无毒，入肾肝二经。与熟地皆添精之药也。

当归　味甘、辛，温，无毒，入心肝脾三经。

白芍　味苦、酸，微寒，无毒，入肺脾肝三经。此二味助生气之药也。甘草、白术补中气之药也。古法皆以人参、黄芪治肺，因肺主元气也。枣仁、远志治心，因心主藏神也。白术、甘草治脾胃，因脾胃属土为中气也。当归、白芍治肝，因肝为生生之气也。熟地、枸杞治肾，因肾藏精也。古法之治，善固备矣。

予又有说焉，天地一太极也，五行备焉。人生天地之间，亦具一太极，五脏备焉。五脏在人身中，亦各具一太极，亦各备一五行，故高鼓峰特立二十五方。

予更有说焉，天地人谓之三元。人身之三元，即精气神也。《黄庭经》云：五脏之中各有神。又云：五气运明发霄间。《内经》云：六腑注气而不留，五脏注精而不泄。由是观之，五脏各又具一精气神矣。然五脏之神，皆拱于心，五脏之精，皆贮于肾，故五神虚则心不安，五精虚则肾衰惫。惟气有三：一曰中气，五脏中之土气也，盛则脾胃旺。二曰元气，五脏中之金气也，衰则肺脏耗。三曰生气，五脏中之木气也，虚则肝血枯。故凡一脏之精虚，皆使肾病。若竟肾虚，则五脏之精皆竭矣。神气亦然，而心肝脾肺之往还，亦若是也。故心精虚者，可加杞、地于补心、清心之内。肾神耗者，宜投志、枣于六味、八味之中。肝经元气不足，参、芪重加于四物、八珍无害。

肺家生气消削，归、芍用于生脉、泻白何伤此一隅也，余可仿之。即脾胃中土气自衰，的须术、草。倘兼四病，亦如前法，岂不圆通而无滞哉。然度理究心，务使可分可合，知常达变，必期能纵能横，是则存乎其人耳。

脉义心参

诊脉有道，参《素》、《难》而自可得矣。古人以三部九候而审辨之曰：上以候上，下以候下，中以候中。此固不易之论，或因诊视不便，故易于两手之寸口。然亦分三部九候之别，然皆本太阴之脉也。

大脏腑之气，互相交错，无刻不然，惟手太阴犹能决其虚实。即人饮食入胃，其精微之气上朝于肺经，自肺而传诸百脉，于是诸脏腑之气莫不相随，水谷之精气而归诣于肺。但其分辨各脏腑部位，《内经》尝备言之。

自北朝高阳生歌诀一出世，人以其易读，误信其伪，则《内经》脉义几乎息矣。虽辟者代不乏人，及阐经旨，则遗漏未畅者甚多。至景岳部位解传世，殆孟子之廓如也。参考诸家诊法，惟李士材《正眼》为全。近世高鼓峰《心法》之脉义，犹当显豁。能熟究二书，其原自得。予闻穷理尽性，始能达道，故物虽号万而知之不难者，在能察其根源耳。

今脉义以部位定脏腑，以二十八脉别病情，以十怪脉断人生死吉凶，皆是也。其所以然者何故？今人所见之脉何象？其变态二十有八及怪脉十种，何故而使然？昔人曰：脉乃气血之先。今东垣以诊而有力者，确然指以为神。予更有说焉，夫脉之在于人也，非气非血亦非神也，又不可谓非神也。昔人曰：我生非我有，是天地之委气也。《易》云：天行健，君子自强不息，是脉本人生不息之天机，岂可竟拟为是气、是血、是神乎？彼李氏竟指曰神，亦不尽然矣。试言外感等症，脉大有力者居多，岂六淫之邪，辄犯于神而然哉。故察脉虽可以知神，而要亦未尽如此。即三部九候，亦不宜拘执，何也？今人脏腑，五行而已。《阴符》云：天有五贼，见之者昌，此指五行也。又云：九窍之邪在乎三要，可以动静，此指三元也。昔人有云：天地之数，不可竟曰五，不可竟曰三，又不可曰非五、非三也。今人所恃而生者，气也；其行气之主，神也；而养神之道，精也。此三者，脏腑莫不赖之。故论五脏六腑者，是从五行之道也。而予谆谆于精气神者，岂无从哉？本三才之理耳。其义亦分三部九候，亦可取决于手太阴之寸口也。盖神寓绛宫，应居寸位。精藏元海，尺位堪求。气塞乎中，关脉可决。右手属阳，可察阳神、阳气、阳精。左手属阴，可察阴神、阴气、阴精。此三才之部位也。

然阴中有阳，阳中有阴，如太极之义也。至如举神也、寻气也、按精也，此又以浮中沉而定三才矣。故高鼓峰云：暴病以右关为主，盖恐阳中阴气消亡。久病必求左手，亦恐阴内阳神欲去故耳。即谓神之虚实也，非只一心，谓五脏之神，俱当求于二寸也。气之存亡者，亦非只脾胃，谓五脏之气，俱当求于二关也。此其一义，余可类推。

又如散脉多浮，乃神欲去也。弱脉多沉，乃精耗竭也。弦脉多中，乃气无生理也。至于感冒脉浮，非神病也，因气郁而现于外，自出其本部耳。吐泻而脉伏，缘气泄而隐于内，自退其本位也。即精神亦有进退，宜仿此义。

大凡五精涸竭，脉沉而数。五气衰微，脉中而弦。五神飞越，脉浮而散，此皆危候。若浮而软，神不足也。沉而细，精不足也。中而虚，气不足也。其变见之不同者，亦可由李濒湖之二十八脉以参之。但必圆活，不宜执滞，则无不可。

今予立三才贯五行之论，恐人拘泥古法，不能尽得病情耳，姑再详言之。今人寸脉沉软，皆曰心虚，殊不知亦精虚也。尺脉浮软，皆曰肾虚，殊不知亦神虚也。即寸尺之脉中而软，亦当以气衰断之，此活法也。凡三部神虚，治补本脏，犹必兼于补心。三部精虚，用滋本阴，亦必合于固肾。其义详见"药性疏辨"，兹不复述。然精虚不已，则气亦耗。气虚不已，则神亦亡矣。故三者又同一源，须斟酌其孰急者先治之，又不可执其一，而遂忘其二也。予论皆本于经义，但诸家未有是说，故为之备论焉。

寸关尺部位图

左寸阴神，阴中之阳神。心即神，元神也，火焰砂中汞也。

左关阴气，阴中之阳气。肝气即生气，魂也，生气也，木中滋也。

左尺阴精，阴中之阳精。肾水即元精，志也，先天气也，真精也。

右寸阳神，阳中之阴神。肺即魄藏，魄也，元气也，金中液也。

右关阳气，阳中之阴气。脾即中气，意也，土气

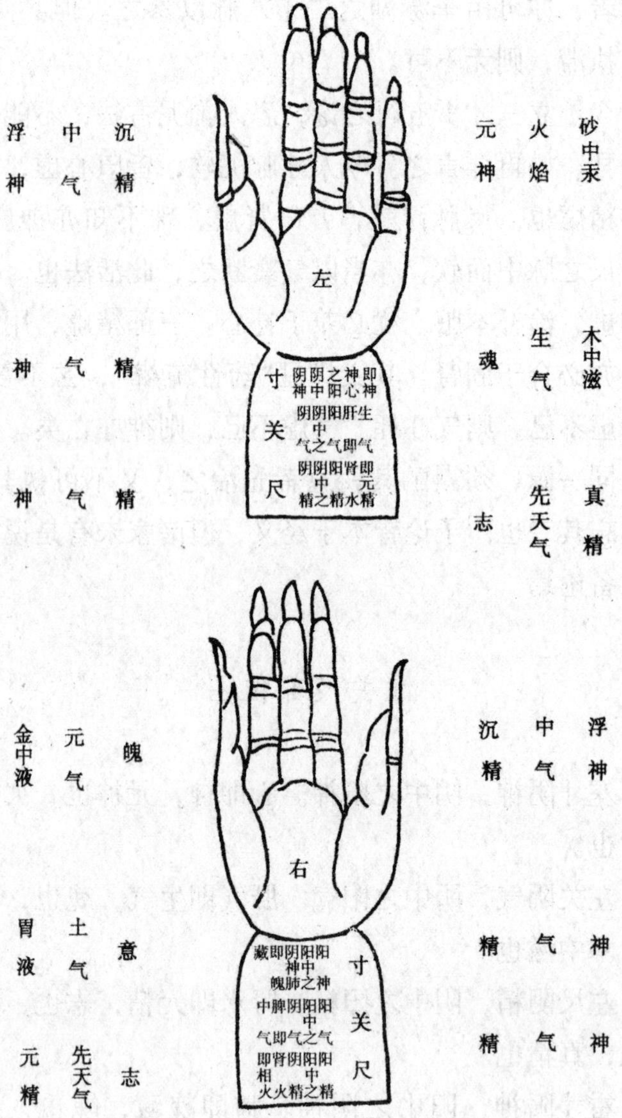

也，胃液也。

右尺阳精，阳中之阴精。肾火即相火，志也，先天气也，元精也。

仿《性命圭旨》之式，图旁注解，皆不用虚字收脚。

感证钩玄论[①]

感证之始，皆缘于天淫六气。人受贼邪，随时发现，百出多端，治或有差，损人天年，不可不慎。

然以理揆之，无非风寒暑湿燥火而已。其着人也，亦不过经络脏腑，苟能随证施治，何致为害？但古人立方，多属峻利。予思药之峻利无穷，而人之元气有限，故未敢尽信。惟张介宾所谓邪实者，暂宜解标，邪微者，只当求本。此言真治感证之准绳，活人之宝训也。又创立五柴胡等方，分按五行，通疗感证。然其间求本解标，并行不悖，其意不过言人初感必有外邪，故分别为之解散。即或需用滋补等药，亦念气血虚弱之人感邪既深，不能徒逐而散，所以助其气血而邪自去矣。然病至一七、二七之外，无问邪之解否，视其脉症剧极，虽非治者失宜，终不可执用成方，又必另画一策。

高鼓峰云：三元亏损土无基，遇着庸医促命期。斯言良有以也。夫人之土，脾胃是也。万物皆生于土，而

---

① 〔眉批〕：汪天潜云：此论明晰周详，发前人未发之蕴，有功后世不小。

调土之法犹难。盖土燥不生，端由水之惫也。若土寒冰冽，抑非火之衰乎。至于土郁不舒，焉能生发？故高氏有三元之论。夫三元者，即水火土之位，精气神之所聚也。绛宫位尊而处上焦，元海幽深而列下部，黄庭界乎上下而居中州，乃人生之大要也。故感证屡散而不解者，必属三元亏损，真土无基，纵邪实邪微，而生气将绝，斯时岂可再遇庸医，舍三元亏损之本证，而妄攻外感之末邪哉。

今董西塘之论，惟以救胃液为主，其论固确，然犹有未尽者也。夫所谓胃液者，乃土无肾水滋润，燥极而不能生，故所用皆养阴药，即高氏三元中之一也。若夫土郁不舒，非胃阴之枯槁，实中气之闭塞。中气闭塞，则诸经络之气一时凝滞，血脉为之不行，心神为之闷绝，而死期不待终日矣。斯时设用西塘养阴之法，非惟无益而反增其腻隔，适促其毙耳。法当疏气散郁，使中州道路得通，则心肾交于顷刻矣。何必拘于养阴，方交其子午哉。

又夫中气本虚，胃阴不乏，惟缘外邪炽甚，火逼绛宫而心神扬越，以致土寒冰冽，生气萧条。若此非养阴运气之药，必以安神收敛之品，先救其君。君主得明，则十二官必无危殆矣。明此三例，始合高氏之说，可拯感证而获大全。

大凡感证之脉，浮大弦数者居多。浮弦举按有力，确属外邪，自宜攻之。倘浮而无力，防有心神飞越之患。中候弦数有力，亦外邪也。倘或弦微涩数而似郁脉者，则是中宫气塞之病，沉而坚实或有积也。倘细数而无力者，确乎肾水之消亡，必用西塘之法，以救胃阴为主。若非是脉，虽舌苔之枯燥，不得概责其无水，可参神气二者治之。倘因中气闭塞，遽投养阴之药，岂不增其窒碍。若或阴液将竭，而误投运气之剂，亦是速彼枯涸耳。又如心神散越，屡服壮水之方，似乎渴而穿井。频服健运之药，势如火上添油。又如水涸火炎，虽服安神之品，若扬汤而止沸，曷如釜底抽薪。倘气闷而神昏，纵助心君之力，犹焚膏而烛暗，孰知启牖通明。若能精研斯理，熟记于胸，用之无失，则不致随庸医附和而促命矣。

彻微论

天行六气之病，随时所发，皆名感证，非疫疠也。夫霜降以后，春分以前，人感之而病发者，名曰伤寒。其治法，仲景阐详已备，毋庸赘矣。

若在夏至之后，秋分以前，人感之而发者，又非伤寒疫疠之比。其义何也？予闻复卦之阳升自地，姤辞之阴降自天，此自然之理。故凡感发于斯时，谓之时气伤寒者，但言其阴，不明其义，施治乖张，坐昧其机。时医概混称之曰暑风。殊不知阴生于上，逼阳于下，其所感受，皆是热邪，是与伤寒不侔本乎。

天者亲上，由是心肺并邪，上源先伤，初非由太阳而始。故见头痛项强者，痰火上攻也。胸膈胀满者，肝胆拂郁也。又如喉痛颈肿，呕吐谵语者，皆阳明受邪也。即有别症兼见，亦不过另有所挟耳。

病既不同，治亦有异。大法于六七日内者，急当清心肺之火，宣皮毛脉络之郁，屏上源之邪，导肝胆之抑。俾清肃之令下行则得便，水谷之气四布则得汗。不宜以悍劣燥热之剂，复助上焦之邪火，而消烁胃中之真阴。亦不得以峻削苦寒之品，先伤内脏之正气，而招留将陷之客邪。试看屡表而外邪不解，频攻而反内陷。顺者变逆，逆者遂亡，可不鉴哉？若旬日之外邪尚未退，上焦闭塞，阳明胃火或挟痰食，实结胸中，法当升提润下，启其壅滞，润其枯涸，亦可便、汗而愈。不宜用大热滞气等药，增益其邪，克伐凝寒之类，重伤其正，此大略也。至于察运气之宜忌，究标本之缓急，务在临症之顷，心领神会，庶无差误。

今之治是症者，胶执古书而不察其义理，究其根由。甚至有谓传经直中之说者，徒夸仲景名言；有谓凉解直下之说者，谬认朱、刘真谛，均可哂也。讵知邪始上焦，清之散之为急；若入阳明，润之下之为要；外邪稍息，即当助正以屏之；里气暴亡，法在回元而后理。故凡外邪未散而正气消亡，客火尚存而虚烦复炽，或因汗、下失宜而变成逆症；或自真元亏损而内变遽生。诸如此类，宜参刘河间治分三焦之辨，并鉴“钩玄论”之三法，酌量以救之可也。虽然救急症于须臾，诸感本无少异，但邪伏清虚之脏，非若伤寒之易退也。故峻补回元之后，仍当解散外邪，则无患矣。

来复论

客有问于予曰：证之与伤寒不同，既闻命矣。然伤寒自太阳经始，一日传一经，七日而邪气传遍，或可汗解，至十四日诸病气衰，虽不治亦已。至于时感，既非传经之例可推，然其愈也，亦必七日或十四日以为期。其故何也？予曰：其义深矣，岂能遽悉。然司命者，不得不穷其理。第恐予之浅识，所答未明，姑拟一言聊以塞责。《易》云：七日来复，如子到午之义，即太极阴阳之相半也。今人既具太极之形体，自不外乎阴阳之妙用。夫冬至阳生，夏至阴生，无往而非七日来复之义。故阳气生而四体融和，则寒邪自解。阴血长而百骸濡润，则酷热顿除，岂必待传经尽而后病始衰耶。

客又问曰：或十四日而不愈者，甚有迁延三七、四七之期而仍死者，得非阴阳亦有不复之时耶？予曰：非也。否极泰来，其理昭然，阴阳岂有间绝。但阴阳之气将复未复之际，或其人本元素虚而五内消亡，或邪实猖狂，中宫竭绝，或因攻伐太过，正气暴伤，频散表而阴津致涸，屡寒凉而真火逼越，势如新谷未登，存粮已罄，将救死而恐不赡，枵腹垂毙之顷，奚暇与邪争胜负耶。

客又问曰：然则如何退敌？予曰：当此之际不必攻击其邪，惟运资升斗之粟，急援其饥，以俟数日之命，自有天然真气来复，所谓终则有始。此天心见于易者，自有明征。且待正气稍回，再行按证逐邪施治。譬之有坚甲利兵，然后审机攻守，方无失也。倘于正气未复之际，不思救其人之危命，而妄议攻邪之末策，无不殆矣。

客曰：临危制难，料敌设奇，将帅之略也。医中之理亦如是夫。

时 疹 疗 元

伤寒诸证，仲景倡论于前，诸贤阐发于后，固无余蕴矣。独时疹一案，尚少详悉，未免混淆，不可不辨。

尝考《内经》天时气运，不独严冬肃厉之气为能致害，即三时灾变之异，亦能杀人。今见三时感证初起，状类伤寒，或见咳嗽心烦，颧红耳赤，或见壮热骨疼，发厥等症，其脉或洪，或数，或伏，至七八日续发疹子，本非重症，奈调治失宜，往往致殒，非气塞痰迷而绝，即汗泄液涸而亡，良可悯也。

间尝窃揣此证，初不过外受六淫之邪，内动拂郁之火，及其成证，世人皆曰时疹，视若非常，不投发散，即用苦寒，遂成败坏。独不闻伤寒斑疹已见，忌服升麻、葛根，恐伤正气，况羚羊、角刺、苓、连、栀、柏乎。夫邪之所凑，其气必虚。苟重于发散，津液必枯，再用苦寒，脾胃必损。

由是观之，六淫所感，其始未必就发斑疹，皆缘治乖成法，邪踞阳明，肾水不能上达，心火亢甚，凌烁肺金，肺受火邪无由疏泄，郁于皮毛而发疹也。故凡邪之初感尚在肌腠，宜汗宜和，引而出之。邪入阳明，宜润宜清，便而通之。至若疹形既露，急当调荣养卫，助正屏邪。其或胸腹病后，中气亏损，虚火游行，亦能发疹，须用建中。在表在里，在气在血，虚实缓急，先后次第，不可失一。如谓疹出六腑，六腑属阳，证多实热，故宜发散苦泄，尽驱其邪。岂知气壮者被攻，犹且迁延时日。若气虚者误攻，鲜有不殒其命。甚有见其昏迷、痰塞、喘急者，犹云初起攻透药轻，疹反内陷，故致无救，不诚误欤。总之将毙之候，治同感证，宜参“钩玄论”之三法以救之。惟误下而致剧者，必须重用人参、干姜煎服以拯之。更有痰盛欲绝者，用导痰汤加人参。如毒甚疹色紫黑而欲闷死者，必须解毒、温中二法并行，始无邪陷之患。临症务宜详细，必得其术为善也。

观高士宗治疹之论，但云：调其经络，和其荣卫。虚者补之，寒者温之。寒凉攻发，概不妄用，亦可谓深知治疹之本源矣。

杂　言

古人云：小不慎必乱大谋，天下之事莫不如此。医道亦有之，虽非经济学问之要，然司人性命，不可不慎也，略举数端言之。

一曰不可易，二曰宜乎变。斯二者，诚小事中之大谋，不可不明者也。孔子云：人而无恒，不可以作巫医。《易》云：不恒其德，或承之羞，皆此谓也。而医士之恒有三：一曰恒德。凡遇贫贱之人，当存救济之心，勿因其简慢无酬而怠忽，勿因其卑陋无礼而遂弃。见彼以苦切之情相告，当以宽裕之说慰之。见彼药食之需难周，当以随力资助之。总之贫富不分，惟命自重。若此者所谓仁以为己任也，故谓之曰恒德。二曰恒理。凡临症拟方，则当持其自知之理，不可因事而忽变也。如见头痛身热，不可竟谓其感；脉弱气衰，不可便断为虚；炎蒸暑热，勿疑桂附难投；冰冻雪凝，休道硝黄可废。从舍之法，一如景岳之辨可也。及如他人已补，我诊该攻，何必惧前而束手。彼医欲攻，我诊该补，岂堪畏后而先拘。勿以病人喜暖而遂投温药，旁人慎火而竟用寒凉，惟我不为所惑，必以察脉主治，攻补随施。若此者又当因事而变之也，故谓之曰恒理。三曰恒情。凡用药须要因时制宜，故古法不可拘泥，当随时而酌用之。《易》有贞凶、贞吝之辞，戒时势之不可不变耳。

君子豹变，而民革面以从之。《诗》云：周虽旧邦，其命维新。《传》曰：日新之谓盛德，皆变之谓也。今人往往不能终其天年而夭折于病，或又不死于病而多死于药，岂不哀哉。大凡草药单方，举世信之，倘服不对证，一害也。又或隐病讳而不告医者，二害也。又不能真知其理，适有对症之方妄自增减，三害也。亲朋荐医，雄黄鼓舌，朝张暮李，功咎罔知，四害也。至若市中购药，真赝莫辨，贵贱分量，一任枝梧，五害也。倘有高明仁德之士，有感予言，必须明告病家，正言雄辩，以杜其害，故谓之曰恒情。

今予识杂言，欲使世之业医者，信三恒之说，更期业无作辍。慎小成大，将见古道中兴，世无横夭于天地，好生之心，不无一得焉。

题《石室秘录》

古人言：医自黄帝迄今，其书奚止充栋，何哓哓而不惮烦耶。盖缘天运逐数迁移，故因时制宜者，诚不得不因时适变。良由天不自鸣，择其善鸣者假之鸣耳。

山阴陈远公先生著有《秘录》一书，列法三百余条。论证悉遵古义，制方颇合时宜，殆今之所谓善鸣者。奈何尽托诸先贤降笔，遂使智者贻讥，愚者莫信。意者济世心迫，因特假神奇以惊世俗欤。夫荒唐诡谲之说，使人可玩而不可由，何先生竟出于此耶。且天既择人而鸣于古，又何难择人而鸣于今乎。其能使古人之鸣而直鸣于今，又安知不能使今人之鸣而继鸣于古耶？远公何不量之甚哉。吾闻圣人不以人废言。远公虽昧立言之道，其于医学，煞有可取。卷中如内伤之症，险危之病，其救法甚为允当，起死回生，如槁得露。苟参其论，察其方，较胜《邯郸遗稿》，何异《立斋医案》？业是科者，正不妨由此假道，殊不必拒之甚，绝之深也。夫羹墙之见，弹琴之遇，圣人言之，则远公神遇先贤，亦非怪事。但不得竟托之古人而凿其说，自欺以欺人。嗟乎！斯《秘录》之不行，其孰使之然耶。予为此言，非惜远公之书不行，而特惜世之不能用其书。今之纷纷为远公疑者，曷亦取其书而熟复之，始信予言不谬。远公有知，宁亦以予为知己也耶。

附录西塘论治感证大法

董废翁曰：愚按治感证大法，始终照管胃中津液为第一奥旨。盖邪所感，皮毛闭塞，气不外达，郁而成热，热积皮毛不解，渐而肌肉热矣，渐而各经络无不热矣，渐而热气皆壅塞阳明，腑中热矣，此必然之势也。又况后代血气未衰，早御酒肉厚味，胃中素有湿热者多。年将半百，血气渐衰。古云：五十非肉不饱。今人气壮之时，惟纵酒食，焉得胃中无湿热乎。一旦客热交并，区区阴津，几何能当此烈焰燎原乎？

凡感证之死，皆由胃汁干枯。是以古人立法，及其邪之在表，血气未伤之时当汗，汗之所谓开鬼门也。欲热从汗解，则清宁安固，而气血全保不伤矣。其当邪之在里，血气渐亏之际可下，下之所谓洁净府也。故热随便通，则焦灼顿除，而气血可徐俟其来复矣。其有血气素亏之人，三、四、五日之后，不论表证解与未解，里证急与不急，一见口干唇裂，舌苔焦黑燥硬，全用滋养清凉。虚甚者并凉药勿用，纯阴重剂加人参数钱，升发运用，但救得胃中津液不竭，其人必不即死。及津液渐充，汗自能来，宿物自下。至所谓胃中之津液非他，即周身血气所化，积叠胃底，此后天之本也。

凡人平日之强弱，及遇外感贼邪之难治易治，可治不可治，强半凭此。粗工不知，无论新久，虚实表里，苟见身热，风药混表。一觉闷满，攻中破气，乱投不效，大黄、枳、朴继进，必求一便，以毕其技能。岂虑热得风而益炽，阴被劫而速亡。二语是感证致死根苗。何其与先贤之意适相反哉。兹集所说，先后缓急不爽，轻重攻补适宜。大旨所在，总始终照顾阴津，以胜邪回生之本。二语是感证治法主脑。学者由此，更遍参先贤之书，以尽其精微，极其变化，则感证之道备，而于他证亦思过半矣。

按：西塘治感证之法，惟救胃阴为主。盖缘肾水干枯，不能上供阳明之意，故所用皆养阴药耳。明眼宗之，无不桴应。俗工效颦，间或反剧，辄云：鼓峰之书，不可信。甚有《医林指月》中之胡念庵专斥鼓峰不学，是皆未明其义。夫人身全赖精、气、神充足而全活，若或损一，必无生理。故高氏有三元之说，三元者，精、气、神也。然肾主藏精，董氏独论滋水以救胃中之津液，止高氏三元中之一耳。其神气二者之根由，尚未详悉，以致粗工不察，漫施无效，宜乎病者反受其害。今予著“钩玄论”发挥神、气二者之病源，以补前人之未发，而合三元成全璧。临诊之下，神而明之，则治感之法可获大全。而高氏之书，益可信矣。记昔吾友吴南阳尝谓予曰：人若读书，潜心默悟，理会贯通。书若读人，拘文牵义，终老木偶。旨哉斯言，洵不诬也。

中卷感证类要

伤寒六经正治法

太阳　太阳发热与憎寒，仲景云：太阳之为病，脉浮，头项强痛而恶寒。头痛腰疼脊强参，或兼呕恶。无汗伤营脉浮紧，仲景云：脉阴阳俱紧，骨节烦疼，无汗而喘者，名曰伤寒。考《难经》伤寒有五：有中风、有伤寒、有湿温、有热病、有温病，此即《素问》寒暑燥湿风之五气为病也。故寒伤营，亦《难经》伤寒有五之一。《素问》：在天为寒，在地为水，寒者水之气也。汤宜麻桂杏仁甘。麻黄、桂枝、杏仁、甘草，即仲景麻黄汤，以姜、枣引。

恶风有汗为伤卫，仲景云：太阳病发热汗出，恶风，脉缓者，名曰中风。手足当温仔细看，风为阳邪，故手足不冷。脉但浮来还带缓，仲景云：阳浮而阴弱，啬啬恶寒，淅淅恶风，翕翕发热，鼻鸣干呕者，桂枝汤主之。按：《难经》言脉，关前为阳，关后为阴。《素问》：在天为风，在地为木。风者木之气，故风乃五气之一。而风伤卫，亦《难经》伤寒有五之一。其燥湿暑三证，散列各类之中，熟读全论自明。桂枝白芍草能安。桂枝、白芍、甘草，即仲景桂枝汤，用姜、枣引。温服，随啜稀粥以助药力。

两伤营卫大青龙，此是风寒挟暍中，仲景云：太阳中风，脉浮紧，发热恶寒，身疼痛，不汗出而烦躁者，大青龙汤主之。若脉微弱，汗出恶风者，不可服。服之厥逆，筋惕肉瞤，此为逆也。论中发于阳者，通名中风；发于阴者，通名伤寒。鼎立三纲疑解误，沈尧封云：按三纲鼎立之说，桂枝汤治风伤卫，麻黄汤治寒伤营，大青龙汤治风寒两伤营卫，其说乃创自许叔微，相延至今。不知其说似是实非也。本论云：寸口脉浮而紧，浮则为风，紧则为寒。风则伤卫，寒则伤营，营卫俱病，骨节烦疼，当发其汗，此指麻黄证而言。彼见麻黄证条内，但云：脉阴阳俱紧而不见浮字，故认作有寒无风，不知寒属阴邪，若不兼风，不入太阳。况太阳病一句，已有脉浮在内，不必再说。至若大青龙条内云：脉浮紧则风寒固所必有矣。然使止有风寒，何至烦而且躁，况方内石膏其性大寒，治暍热之主药也。若云：止有风寒而无热邪，则中风证有风无寒。风为阳邪，尚不用寒药，只用桂枝以解肌。而大青龙证，风外加一寒邪，岂反加石膏以助寒乎。窃谓麻黄证已属风寒，两伤营卫，则大青龙证。则外伤风寒而内伏暍热也，故脉浮紧，发热恶寒，身痛，无汗，麻黄证全具，自用麻黄汤方。惟病增烦躁，因加石膏以治内伏之暍热，如是则病、脉、方、药俱合。若不审病证方药，徒泥于一脉，妄作三纲鼎立，则一误，无所不误矣。惟参原论义精通。麻黄、桂枝、甘草、杏仁、石膏，即仲景大青龙汤，姜、枣引。

阳明　阳明传腑与传经，仲景云：阳明之为病，胃家实也，此在内之证据。又云：濈濈汗出，日晡潮热，此在外之证据。如内外相合，即仲景所谓正阳阳明也。其余或兼少阳，故仲景书中有少阳阳明之论，是以正阳阳明，主以大承气汤治之。如少阳阳明以大柴胡治之。腑脉须知沉实论，潮热妄言或便闭，渴尤恶热汗尤蒸。

黄斑狂乱同相见，白芍柴黄枳半芩。白芍、柴胡、大黄、枳实、半夏、黄芩，即仲景大柴胡汤，以姜、枣引。

经脉微洪亦要明，鼻干目痛热难寝，目鼻者，足阳明胃所布之经络也。经云：阳明之脉，起于鼻，交頞中，旁纳太阳之脉，连目眦，下循鼻外，入上齿中，挟口环唇。邪气传之，则目痛鼻干。至于他经各行其道，何目痛鼻干之有。柴胡葛根芩甘桔，芍芷羌膏姜枣平。柴胡、葛根、黄芩、甘草、桔梗、白芍、白芷、羌活、石膏，姜、枣引。即陶节庵柴葛解肌汤。柯韵伯云：阳明之病在胃头，当以下为正法矣。然阳明居中，诸病咸辏，故治法悉具。如多汗、无汗，分麻黄、桂枝。在胸在腹，分瓜蒂、栀豉。初硬溏燥，分大小承气。即用汗、吐、下三法，亦有轻重浅深之不同也。若大烦大渴而用白虎，瘀血发黄而用茵陈，小便不利而用猪苓，停饮不散而用五苓，食谷欲吐而用吴茱等法，莫不各有差等。以棋喻之，发汗是先着，涌吐是要着，清火是稳着，利水是闲着，温补是急着，攻下是末着。病至于攻下，无别着矣。故汗之得法，他着都不必用。其用吐法，虽是奇着，已是第二手矣。他着都非正着，惟攻下为煞着，亦因从前之失着也。然诸法皆因清火而设，则清火是阳明之上着欤。

少阳　少阳口苦咽干呕，仲景云：少阳之为病，口苦咽干，目眩也。寒热心烦弦脉推，目眩耳聋并胁痛，仲景云：正邪分争，往来寒热，胸胁苦满，默默不欲饮食，心烦喜呕，或烦而不呕，或腹痛痞硬，或耳无所闻，或心下悸，或小水不利，或渴或不渴，或咳者。又云：伤寒中风，有柴胡证，但见一证便是，不必悉具。此指上文或字而言也。小柴参草夏芩陪。人参、柴胡、半夏、黄芩、甘草，即仲景小柴胡汤，以姜、枣引。按：邪犯少阳，乃半表半里之病，故仲景拟定小柴胡汤，以和解表里之邪，并非表散之药也。常有不明之病家，见用柴胡而深畏之，医者，复顺其意，易以羌、防、芎、葛，耗其津液，致死不救，伊谁之咎欤。

太阴　太阴腹满常腹痛，仲景云：太阴之为病，腹满而吐，食不下，自利益甚，时腹自痛，若下之，必胸下结硬。食不下咽吐益涌，喻嘉言云：腹痛自利，太阴之本证也。吐而食不下，则邪迫于上。利甚而腹痛，则邪迫于下。上下交乱，胃中空虚，此但可行温散。设不知而误下之，其在下之邪可去，而在上之邪陷矣。故胸下结硬与结胸之变颇同。胃中津液上结，胸中阳气不布，卒难开也。自利脏寒口渴无，仲景云：自利不渴者，属太阴，以其脏有寒故也，当温之，宜四逆辈。喻嘉言曰：注谓自利，不渴，温之也，故用四逆辈。以燠土燥湿，此老生腐谈，非切要也。仲景大意，以自利不渴者，属太阴；以自利而渴者，属少阴。分经辨证，所关甚钜。盖太阴属湿土，热邪入而蒸动其湿，则显有余，故不渴而多发黄。少阴属肾水，热邪入而消耗其水，则显不足，故口渴而多烦躁。若不全篇体会，徒博注释之名，其精微之蕴，不能阐发者多矣。程郊倩曰：三阴俱寒脏，少阴、厥阴有渴症，太阴独不渴者，以其寒在中焦，与龙雷之火无涉。少阴中有龙火，底寒极则龙升，故自利而渴。厥阴中有雷火，故有消渴，太阳一照，雷雨收声，故发热则利止，见厥复利。罗紫尚曰：渴与不渴之辨，喻、程二说虽各不同，均有至理，学者宜并参之。沈尧封云：自利者，不因攻下而自利也。凡利，津液下注，外证多渴。其不渴者，属太阴之寒病也。以不渴两字认太阴，此是辨寒热利之金针。常须识此，勿令误也。宜温四逆汤投送。附子、干姜、甘草，即仲景四逆汤。

腹满时疼吐利无，医家误下变沉疴，沈尧封云：此但腹满时痛，而无吐利症，且本非太阴病，从误下太阳得来，故可加芍药，加大黄，否则温之，犹恐未效，而可寒之乎。桂枝白芍大黄草，枳实柴胡姜枣扶。即桂枝加大黄汤，仲景之方也，陶节庵参以加减。

少阴 少阴踡卧引衣裳，仲景云：少阴之为病，脉微细，但欲寐也。喻嘉言云：阳脉滑大，阴脉微细。外邪传入少阴，其脉必微细，而与三阳之滑大迥殊。卫气行阳则寤，行阴则寐，此少阴之总脉、总证也。口燥增寒亦是常，沈尧封云：少阴，肾脉也，真阴真阳寓焉。阳虚则阴受寒，阴虚则易中热。第阳既虚矣，而复受寒，则微阳有立亡之势。阴既虚矣，而复伤热，则微阴有立竭之虞。故辨证既明，治不宜缓。又云：但欲寐证，有极寒、极热之邪在里为患，倘未形诸外者，当于口中和与燥辨之，尤为易见。脉若微洪传里热，仲景云：脉若沉数，宜黄连阿胶汤。汗需白虎要斟量。石膏、知母、甘草、麦冬、粳米，即仲景白虎汤。

脉沉必兼微细直中真寒候，药必温经四逆汤。方见太阴条下。

厥阴　厥阴气上撞心胸，仲景云：厥阴之为病，消渴、气上撞心，心中疼热，饥不欲食，食则吐蛔，下之利不止。消渴心疼热气冲，饥不能食蛔上吐，往来厥热利因攻。仲景云：伤寒厥四日，热反三日，复厥五日，其病为进，寒多热少，阳气退，故为进也。

乌梅丸主长沙秘，乌梅、黄连、干姜、桂枝、细辛、附子、人参、黄柏、蜀椒、当归，以饭加蜜捣丸，此即仲景乌梅丸。热少厥多终属凶，仲景以为，病进终难治也。沈尧封云：此正邪分争，一大往来寒热病也。厥深热亦深，厥微热亦微，犹言寒重则发热亦重，寒轻则发热亦轻，论其常理也。其有不然者，可以决病之进退矣。故下文即论厥少热多，厥多热少。不知注《伤寒》者，皆以热字作伏热解，遂令厥阴病有热无寒矣。不思乌梅丸是厥阴主方，如果有热无寒，何以方中任用姜、附、桂、辛、椒，大辛热耶。盖厥阴为三阴之尽病，及此者必阴阳错杂，况厥阴肝木，于卦为震，一阳居二阴之下，是其本象。病则阳泛于上，阴伏于下，而下寒上热之证作矣。其病脏寒，蛔上入膈，是下寒之证据也。消渴，疼热撞心，是上热之证据也。况厥者，逆也。下气逆上，即是孤阳上泛，其病多升少降。凡吐蛔气上撞心，皆是过升之病，治宜下降其逆上之阳，取《内经》高者抑之之义。其下之之法，非必硝黄攻克实热，方为下剂。即乌梅丸一方下法已具，方中无论黄连、乌梅、黄柏，苦、酸、盐，纯阴为下降，即附子直达命门，亦莫非下降药也。下之而阳伏于下，则阴阳之气顺而厥可愈矣。倘误认厥为外寒所束，而反发其汗，则心中疼热之阳尽升于上，而口伤烂赤矣。以表药多升，而厥阴之脉环唇内也。

病形烦满囊兼缩，《内经》热病论有云：伤寒六日，邪传厥阴：舌卷囊缩，水浆不食，昏不知人，三日死。变幻多端沉脉详，按之有力。汤用大柴胡可解，此乃陶节庵《伤寒六书》中之煞车锤法也，方见阳明条下。六经分治要相当。以上六经不过录其提纲，言其主治大概之意。至于传变各证，须参后类列条下之法。

乾隆己丑岁，嘉善沈尧封先生编有《伤寒卒病论读》一书，指出：本论仲景自辨疑似，以头痛、胃实等项分六经，即以渴字辨燥热，小便不利认湿气，汗字判风寒，纵横辨察，任其一气专至，数气并至，总无遁情矣。复随文势，逐条注释，较胜方有则、喻嘉言、程扶生、程郊倩、柯韵伯五家，阐发仲景之秘者，更觉显然明白。业是科者，必须熟读，并将五家之书，暨王晋三《古方选注》日置案头，并取刘河间、朱丹溪、张子和、李东垣诸明哲之论，互相参考，得使临诊无误，方不愧于司命之职，勉之勉之。

感证传变病似相同治法有别

感证即所谓伤寒证也。古人以霜降以后，春分以前，直感寒邪者，名之为伤寒。今统四时通行之证言之，谓之感证，但伤寒六经之证，如上法治之愈矣。顾有讳疾忌医之病家，及昧经误人之庸技，日久迁延，变如猬起，猝难措手。盖伤寒之证，有阴阳表里之不同，人之感者，有虚实新久之各异。而病之见也，有本证、变证、兼证之殊致。今将伤寒本证列于前，变证、兼证汇于后。而一证之中，又分攻补之两途，以便业是科者之观览，兹用集方治，撰成歌诀，更便学者易诵而易记耳。

阴阳 无热恶寒病发阴，恶寒发热是阳经，阴期六日阳期七，数定阴阳病愈辰。仲景云：病有发热恶寒者，发于阳也。无热恶寒者，发于阴也。发于阳者，七日愈，发于阴者，六日愈。

以阳数七，阴数六故也。天以阴阳五行化生万物，阴阳五行和则能生物，阴阳五行乖则能杀物，是论乃统论阴阳五气之病人，然五行，一阴阳也。故未论五气，先论阴阳。首节辨阴病阳病之大纲。

大浮数动滑阳称，沉涩弱弦微是阴，阳证见阴终必死，阴逢阳脉可回生。问曰：脉有阴阳何谓也？答曰：凡脉大浮数动滑，此名阳也。沉涩弱弦微，此名阴也。凡阴病见阳脉者生，阳病见阴脉者死，此亦辨伤寒之脉。若他症，不可遽断为生断为死也。

阴似阳兮烦躁赤，赤是面红。咽疼口渴身犹热，小清大泄即二便睡兼狂，浮大脉虽浮大，按之必空沉丝脉或沉细无神指甲黑。昏黯之色。

阳似阴兮指甲红，昏迷便秘肢犹厥，此谓热厥。传曰：热深厥亦深。身寒反欲去衣裳，仲景云：病人身大热，反欲得近衣者，热在皮肤，寒在骨髓也。身大寒，反不欲近衣者，寒在皮肤，热在骨髓也。此辨内阴外阳、内阳外阴病之变态。脉但来时沉滑力，阴必当温四逆、真武、理中之类。阳必清，凉膈、白虎、黄连解毒之类。玄微奥理须当识。阴阳两证，治分冰炭，寒热误投，毙命顷刻。

两感　两感相传合并称，仲景有合病、并病之论。里虚兼挟外邪侵，喻柯各阐长沙秘，喻嘉言著《尚论篇》，柯韵伯著《来苏集》，二书各有精义，凡学医者宜并参之。妙义钱桢论益深。景岳门人钱桢论曰：两感者本表里之同病，似皆以外感为言也。而实有未尽然者，正以内外俱伤便是两感，今见有少阴先溃于内，而太阳继之于外者，即纵情肆欲之两感也。太阳受伤于里，而阳明重感于表者，即劳倦竭力，饮食不调之两感也。厥阴气逆于脏，少阳复病于腑者，即七情不顺，疲筋败血之两感也。人知两感为伤寒，而不知伤寒之两感内外俱困，病斯剧矣。但伤有重轻，医有知不知，则死生系之。或谓两感证之不多见者，盖亦见之不广，而义有未达耳。其于治法，亦在乎知其由而救其本也，此言最切。此病诚发前人之未发，深足指迷，不可不录。

吐血 冬感外寒束内热，脉来浮紧吐红血，此缘阳气不得发泄所致，或兼咳嗽吐衄，实是外感，非内伤七情之红证也。麻黄酷炒汤内配参芪，再加麦冬、五味、白芍、当归，去杏仁同煎服。爰谓虚人难发泄。只为病人平素虚怯，难任麻黄之峻散，故加参、芪以助元气，如或阴亏者，可加熟地。

红汗 热深无汗来红汗，夺汗者无血，夺血者无汗，若得汗则无衄证矣。升麻四物丹芩散，四物去川芎。夫升麻一味加得尤妙。盖阳明之脉络鼻，是经火盛，迫血妄行，从鼻出者曰衄。方书言从肺来，非也。若非升麻，则何以达阳明而清其火哉。若还衄后病反剧，剧者，盛也。更伤其阴，大为危候。必须都气芍生地。六味汤加五味子，即是都气饮。

血来太多要补阳，麦冬五味虑虚火上浮故用此补血汤。当加人参、甘草、炙黄芪一两，当归三钱，即补血汤。胃实无伤的系热，诊果相火上炎，自可导下，宜投滋肾丸。桂心知柏蜜丸良。黄柏、知母各二两俱酒洗，焙干为末，配桂心二钱，研匀蜜丸，名滋肾丸。的系热邪有升无降者，用滋肾丸以淡盐汤送下三钱，应手即止，多有得生者。凡或牙宣血涌不止，服药无效，审系相火飞腾，亦可顺导，即投此丸亦可见效。

蓄血 小腹胀满小便利，即仲景所谓小便自利，其人如狂者，血证谛也。或有嗽水不欲咽者，然必以小便为验。热入血室男女异，男女皆有血室，但证犯各异。女子乱经似结胸，在女子则月信适来适断，其形如作狂，其血必结，如结胸状。或刺期门随愈，穴在奶下一寸三分。小柴汤内加归尾。再加生地、红花尤妙。

男人谵语下血狂，然血自下，邪解为吉。颇有下后即死者，但血来必骤而多。发黄郁热所致承气桃仁拟，桃仁、大黄、芒硝、桂枝、甘草，即仲景桃核承气汤。或参犀角地黄汤，生地、丹皮、犀角、白芍，即《局方》犀角地黄汤。邪犯心胸蓄血比。按：此邪犯心胸，不独下证有之，亦兼有吐血者，应比照足阳明胃家血蓄之例，亦主以犀角地黄汤治之。

口渴　邪传里渴属阳明，汗淋白虎配人参。或加花粉、葛根、麦冬，无汗纵渴，忌与白虎，甚者大柴胡、承气下之，此乃阳明之本病是也。

肾虚火动渴欲饮，十全大补八味证。四君、四物即八珍汤，再加黄芪、肉桂，即十全大补汤。六味丸加附子、肉桂，即八味丸。此证亦有水亏不能配火，而火炎于上者，当从六味、左归，以滋其阴，而火自能降矣。

阴虚烦躁渴不饮，口虽渴，不能饮水也。冷服四逆汤须稳。附子、干姜、甘草，即仲景四逆汤。此等证候最易混入白虎证。倘若认错，一或误投，死生立判。临诊之际，当细心体察，慎毋忽略也。

渴如食少胃宜和，白术、茯苓主之。若用寒凉病不瘥。四君补中合生脉，其效尤捷。

内伤元气渴因虚，守补自然病得祛。脾胃元虚，舌虽干，须阳药为主，佐以归、杞、熟地、五味。不得以正阳阳明治。

渴欲饮水顷即吐，吐后复求仍若故，此肾伤寒医莫惊，凉冷白通猪胆助。此是阴盛格阳，肾经伤寒之证。仲景以附子、干姜、葱白，名白通汤。加人尿、猪胆汁，热药冷探之法，一服即愈。女人多此症，系属少阴经病。

中气虚寒逼火浮，渴欲引饮燥咽喉，上焦一段因思水，中焦见水是仇雠。此中气虚寒，寒水泛上，逼其浮游之火于咽喉口舌之间，渴欲引饮，得饮不过一二口即厌，少刻复渴饮，亦不过若此。此盖上焦欲得水救至，中焦则以水见水，正其所恶也。

面红烦躁太阴证，理中麦味两相投。人参、白术、干姜、甘草，即仲景理中汤。此证系属太阴经病。甚者，兼吞八味丸。

过饮凉水病已瘳，手指足缝水旋流，脚趾还防齐脱落，手指足缝出水，俗云：脱脚伤寒是也。快投妙剂始无忧。《石室秘录》云：速投米仁三两，茯苓二两，桂心一钱，白术一两，车前五钱，名驱湿保脱汤。一连十剂，永无后患。

谵语 胃中热甚上乘心，心为热冒则神昏，语言谬妄二便涩，白虎宜兼承气行。脉来洪数有力方可。

感证如经六七日，热甚便坚胸满结，发狂又且语兼谵，润燥滋阴汤最的。此用白虎，承气之准的。歌曰：润燥滋阴瓜蒌霜，二地芩知竹叶姜，麦冬甘草连膏芍，枳朴云苓芦汁勷。

脉若细微或洪数，按之无力。神不守舍语言错，药用参芪归术汤，附子理中皆可活。败症往往有此，误投解毒等剂立毙，是症常见手足厥冷者。

汗出身和若妄言，胃中津液未和间，非阴非阳慎莫下，小柴合半建中煎。汗后身和之谵语，乃津液未和所致，不得误认阳明实邪，若投攻下之剂，必致难救。肉桂、白芍、甘草、饴糖，即仲景建中汤合小柴胡各半帖，和营卫，通津液。

病后精神若未全，梦中谵语失声言，不系谵语郑声，其状如魇。六君汤中加归芍，人参、白术、茯苓、甘草、半夏、陈皮，即六君子汤。营卫调和方可痊。

自利 伤寒自利不因攻，俗言漏底，伤寒是也。红黑青黄利下的颜色。热证宗。

溏鹜为寒脉沉细，大都泻利，完谷不化，色不变，有如溏鹜，或吐利腥臭，小便澄彻清冷，脉或微迟，然皆无力。身热恶寒踡卧同。踡卧，身弯不能直睡也。或手足逆冷，然口无燥渴。

下如垢腻小便赤，或涩而不利。浮弦洪滑多为热，皆兼数而有力，方是热证。亦有热邪谷不化，热邪太甚不能杀谷，其物不消化者有之。须参脉证治无差。

脐下寒，脐下热，寒毒入胃者，脐下必寒。协热利者，脐下必热或兼验小便。寒用理中寒甚加附子，或白通汤加附子热芩制。黄芩、白芍、大枣、甘草，即仲景黄芩汤，热利宜之。

协热注泄白头翁，白头翁、黄连、黄柏、秦皮，即仲景白头翁汤。以寒下结通因通。有内热火结，注泄不止者，须以寒药下之结散，而利自止。正所谓通因通用也。

胃虚内热烦渴泻，脉微脉弱需七味。四君加藿香、煨葛根、煨木香，再配煨姜，即七味人参白术散。

若发热，须用芩连俱酒炒和三白，四君去人参加白芍，即三白汤。若作呕，藿香广半广皮、半夏生姜凑。

腹满腹胀与腹疼，小水不利需五苓。茯苓、白术、猪苓、泽泻、肉桂，即仲景五苓散。胀加厚朴姜汁炒疼芍桂，白术木香随证温。经云：暴注下迫，皆属于热，此条诸法，盖推之以尽其变耳。若非审有是证，则不得概用温燥之剂。

脉浮未解小青龙，麻黄、桂枝、白芍、甘草、半夏、干姜、五味、细辛，即仲景小青龙汤。散表邪兼治水工。凡伤寒作利，脉浮表未解者，即仲景以小青龙汤去麻黄，加芫花二钱，炒令赤色，盖散表邪以兼治水也。故知凡证皆不可执一说以概其余。

湿毒气盛便脓血，地榆歌曰：犀葛榆连共，芩栀薤白加。即地榆散。连胶法更融。阿胶、黄连、黄柏、山栀，即黄连阿胶汤。

失表失下致呕利，大凡呕少利多。生姜泻心汤可从。人参、甘草、黄连、黄芩、半夏、干姜、大枣，即仲景半夏泻心汤加生姜是也。按：口渴、谵语、自利，本阳明太阴之证。缘六经只列阳病而不及阴证，又无救败之方。今此阴阳坏证俱具，则正所谓病之变也。

腹不大满药下之，利遂不止药难使，认明寒热治须分，解毒温中医作主。上条因失表失下以致利，此则因误下而得利，而误下后之利又有寒热不同，法当分治。如此可见，辨证宜精晰也。

太阳或见脉浮、头项强痛、恶寒。阳明或胃家热，或见潮热。合病来，仲景云：合病者，必自利，葛根汤主之。即桂枝汤加葛根是也。桂枝加葛利能开。开者，自开玄府，寒散而利自止也。自利若合太即太阳脉症，具前少阳，或口苦，或见寒热，呕。芍枣黄芩炙草方。即仲景之黄芩汤。

少阴之证但欲眠，凡少阴之证，必见多寐。初起吐汗不烦言，迨后利止并复利，躁眩时冒入黄泉。此必汗下已极而亡阳，但脉必短，或有谵语，津干液涸，阴精已竭，死又何疑。仲景云：少阴病，下利止而头眩，时时自冒者，死。喻嘉言曰：下利既止，自可得生，乃头眩，时时自冒者，复为死候。盖人身阴阳相为依附者也。阴亡于下则诸阳之上聚于头者，纷然而动，所以头眩，时时自冒。阳脱于上而主死也。可见阳回利止者生，阴尽利止者则死矣。

三五日后腹遂痛，便溏不止小便艰，若带脓血桃花主，恐阳明有开无合，阴气下泄，故主此方固阴气。赤石干姜粳米全。此三味，即仲景桃花汤。仲景云：少阴病，二、三日至四、五日，腹痛小便不利，下利不止，便脓血者，桃花汤主之。喻嘉言云：腹痛小便不利，少阴热邪也。而下利不止便脓血，则下焦滑脱矣。滑脱即不可用寒药，故取干姜、石脂之辛涩，以散邪固脱。而加粳米之甘，以益中虚。盖治下必先补中，中气不下坠，则滑脱无源而自止也。注家见用干姜，谓是寒邪伤胃，欠清。盖热邪挟少阴之气填塞胃中，故用干姜之辛以散之。若混指热邪为寨邪，宁不贻误后人耶。

咽痛胸满心烦苦，少阴下利，必有见此诸证。仲景云：少阴病，下利，咽痛，胸满，心烦者，猪肤汤主之。喻嘉言云：下利，咽痛，胸满，心烦，少阴热邪充斥，上下中间无所不到，寒下之药不可用矣。又立猪肤汤一法，以润少阴之燥，与用黑驴皮之意颇同。若以为焊猪皮外毛根薄，肤则荃劣无力，且与熬香之说不符。但用外皮，去其肉层之肥白为是，此药大不可忽。阳微者用附子温经，阴极者用猪肤润燥，温经润燥中同具散邪之意。比而观之，思过半矣。白粉猪肤共蜜煎。此三味，即仲景猪肤汤。

厥阴之证初不利，忽然大下热反剧，汗出不止近死期，腹胀身痛四逆理。用四逆汤先救其里。

次攻其表桂枝汤，此是前贤玄妙秘。先里后表之法，须读仲景全论自明。

利后心烦按且软，胸膈必软。栀子淡豉病可转。此二味，即仲景栀子香豉汤。

心下痞时医误攻，痞是寒邪与无形之气盘结。下利不止与理中，理中者，理中焦之气，兼散寒邪。反甚禹余加赤石，禹余粮、赤石脂二味，以饭丸服。不应须将小便通。金匮肾气、五苓之类。

喘满直视谵语利，胃火焚心欲脱气。谵语者，心火亢极也，加以直视，则肾水垂绝，心火愈无制，故主死也。喘满者，邪聚阳位而上争，正不胜邪，气从上脱，故主死也。下利者，邪聚阴位而下夺，正不胜邪，气从下脱，故主死也。陈远公云：喘满、直视、谵语、下利，一齐同见者，故当主死。若有一症未见者，犹可望生，宜投挽脱汤。竹茹膏芍拣门冬，重配人参方克济。石膏五钱，人参一两，麦冬一两，白芍一两，竹茹三钱，名挽脱汤。此乃欲脱未脱之危症，故重用人参以救脱，石膏以平火，麦冬以定喘，芍药止利，竹茹清心，服之自然气不绝，而可得生也。盖此方贫者，断不能备，或豪贵之家，自可措办，姑录之。

结胸 结胸痞满要分明，结是阳兮痞属阴。

脉若浮来休误下，仲景云：结胸证，其脉浮大者不可下，下之必死。汗过痞胀气虚增，津液搏塞惟疏涤，津液搏结，阴气内动，壅而为满，主以益胃和脾，降气涤饮为治。厚朴生姜及夏参。

少阳证具痞不痛，寒热必有。呕热还宜夏泻心。人参、甘草、半夏、黄芩、黄连、干姜、大枣，即仲景半夏泻心汤。服后不和烦渴躁，仲景云：本以下之，故心下痞，与泻心汤。痞不解，其人渴而口燥，烦，小便不利者，五苓散主之。小水如无用五苓。茯苓、猪苓、泽泻、白术、肉桂。

汗出热来痞不解，仲景云：伤寒发热，汗出不解，心下痞硬，呕吐而下利者，以大柴胡主之。温温吐利大柴行。喻嘉言云：外邪不解转入于里，心下痞硬，呕吐，下利，攻之则碍表，不攻则里证已迫，计惟主大柴胡一汤，合表里通解之耳。

小结胸，按则痛，喻嘉言曰：胸既结矣，本当下以开其结，然脉浮大，则表邪未尽，下之是令其结而又结也，所以主死。此尤一病，不堪再误也。脉来浮滑小陷胸。黄连、瓜蒌、半夏、姜、枣，即仲景小陷胸汤。

热实结胸脉沉紧，按之如石大陷攻。大黄、芒硝、甘草，即仲景大陷胸汤。

无热结胸名水结，头汗微微治亦同。桂枝茯苓白术汤主之。

不能卧，但欲起，心下痞结呕短气。此未经攻下之痞结。仲景云：脉微弱者，本有寒分也。

濈濈汗出里未和，痰阻清阳十枣谛。膈以上象天，清阳所聚。膈以下象地，浊阴所聚。故心下结硬，其病尚在膈上，皆由痰饮阻滞清阳之气使然，非食物停滞也。十枣汤方，芫花熬甘遂、大戟等，分别捣为散，以水升半，大枣肥者十枚，煎取八合，去渣纳药末。壮者一钱，弱者五分，平旦温服。若下少，病不除者，明日再服，加半钱，得快利后，糜粥调养。

身发热，微恶寒，肢节烦疼略呕看，心下偏旁浑是痞，名为支结桂柴参。仲景传解条云：伤寒六、七日，发热微恶寒，肢节烦疼，微呕，心下支结，外证未去者，柴胡加桂枝汤主之。

如果下早成结胸，桂枝加参合理中。未经下者，症虽满闷，尚为在表，非结胸也。此因下后，虚逆寒气独结，而毒复上攻，气毒相搏结于胸者，虽痛而无烦躁等症，宜理中汤加枳实、茯苓。

太阳结胸烦躁闷，陈远公云：太阴结胸证，具烦躁者，主死。言不可下，即下而亦死也。夫结胸而加烦躁，此胃气之将绝也。胃气将绝，津液枯涸，心无所养，故见是症，为不可治也。虽然津液之竭，非五脏之自绝，亦因结胸之故耳。是必攻其中坚，使结胸证愈而津液自生，死症可望重苏矣。化结之汤推妙用。花粉五钱，神曲、麦芽、天冬、桑皮各三钱，枳壳一钱，陈皮五分，即名化结汤。水煎服一剂，结开而液生矣。此方用花粉以代瓜蒌，不致陷胸过猛。枳壳消食宽中，麦芽与桑皮同用，而化导更速，神曲、陈皮调胃，天冬生津液，佐花粉有水乳之合，故能化痞、化食，有胜于陷胸之峻也。

凡病人，素有饮，误下胸满痞烦增，小便如艰谵语甚，转侧维难身重评。凡素挟饮之人，太阴本虚，适或外邪宜从疏解。今误下之，有伤少阳枢机。表里俱病，脉或有力，还从表里并治。

小柴去黄芩龙牡龙骨、牡蛎铅丹即飞丹主，桂枝苓配大将军。即制大黄，一名将军，即仲景柴胡加龙骨牡蛎汤。

胁间素痞绕脐庭，痛牵小腹入阴筋，小腹之旁，有筋硬痛。人静舌苔惟白滑，脏结无阳死证形。此阴邪结于阴也，多致不救。惟陈士铎云：速投散结救脏汤，可十救二、三。方用人参一两，白术五钱，甘草一钱，附子一钱，当归五钱，肉桂五分。

壮若结胸食似常，其饮食如常。时时下利寸浮详，脉状如此。关中细小并沉紧，白滑苔形命亦亡。或舌左边白苔丛起，名曰雪花苔。乃脾闭之象，亦所谓脏结。以上二证治法互参。虽与温中邪可散，人参、附子断不可少。必须苔退保无妨。若苔不退，或退而复起，终必死也。

头不疼，项不强，寸脉微浮桂枝样，状似太阳中风证。痞硬心间气上冲，咽喉不息胸寒状。仲景论中无痰字，此寒字作痰字解。是证乃寒邪挟痰结于上焦。

脉如乍紧胸中满，厥冷心烦邪结战，高者越之古秘方，吐法无疑瓜蒂贯。以上两症须要互参。甜瓜蒂、赤小豆各一分，炒黄为末，即名瓜蒂散。香豉一合，生捣煎汁，调服得快吐乃止。仲景云：诸亡血虚家禁之。

旁流　微热神昏微渴干，便溏大便溏泄时，至此谓旁漏，乃热结于中，逼注大肠，非关脾也。舌燥色猪肝，或殷紫色。养血滋阴合白虎，养血滋阴乃生地、当归之类，此证须加黄芩。旁流得止便才安。止后数日得正便而方愈。

小便闭时须解热，热解自通莫性急，木通若并车前利，易竭阴阳无救诀。先哲云：自利之证，如若发汗，则内外皆虚，此证亦云，利水则阴阳易竭，俱是不刊之论。

如热甚，失汗下，舌燥唇焦且莫呀，小便赤而大便坚，时有稀粪水利出者，此内有燥矢结聚，乃旁漏之物，非冷利也。再审有矢气极臭者，是也。再审脉沉或力滑。其脉虽沉，切之必滑而有力。或时躁热，不欲衣被，或扬手掷足，或谵语有力，此阳气亢极。

人参白虎小柴胡，再合黄连解毒汤主之。黄连、黄芩、黄柏、栀子，原方止此四味，相传此方为太仓公火剂。而崔氏治刘护军又云：其自制者，皆不可考。内热实潮还可下。大柴胡加芒硝主之。歌曰：白芍柴黄枳半芩。

厥逆　初热头疼久便秘，手扬掷足昏谵语，此为阳厥甚参微，此乃邪热抑伏不达，则烦躁不宁。时或昏愦，四肢厥冷，经所谓热深厥亦深矣。大小柴胡承气取。看微甚，酌下之。

四肢厥逆脉细沉，恶寒下利此为阴，或引衣盖覆，不欲饮水或下利清谷。指或微寒脉不至，此阴阳之气，不相顺接使然。理中四逆望回生。四逆加葱茎，即名通脉四逆汤。如腹痛去葱加白芍，呕加生姜，咽痛去白芍加桔梗，利止脉不出者加人参。

内有久寒兼少血，当归四逆吴萸的。当归、通草、桂枝、甘草、白芍、细辛、生姜、大枣，即仲景当归四逆汤，此症再加吴萸。歌曰：当归四逆生姜枣，通草细辛芍桂甘。

烦躁肌寒吐利兼，手足厥逆，肌肤亦冷。喘促脉伏吴茱益。人参、吴桑、姜、枣，即仲景吴茱萸汤。

寒热厥，色不泽，忽然冒昧手无脉，边有边无绵可包，麻黄各半汤汗得。症必寒热而厥，面色不泽，冒昧之际，两手忽无脉，或一手无脉，必自有正汗也。多用绵衣裹手足，服五味子汤。气壮者，兼服麻黄桂枝各半汤，须臾大汗而解。生脉饮加杏仁、陈皮、生姜、大枣，即是五味子汤。

病者还言不结胸，按之小腹隐疼攻，手足逆寒浑似厥，冷结膀胱法灸通。宜关元穴灸之，穴在脐下一寸三分。

厥逆凡如灸不回，人参不用可扶危，此为贫者画策。姜附炮姜、附子三星各三钱术四两，白术，东壁土拌炒焦。一剂能苏法永垂。乃《石室秘录》所传奇治法。

发喘 气喘抬肩宜汗表，肺主气，肺气逆而上行，冲冲而气急，喝喝而息数，张口抬肩，摇身滚肚，是为喘也。有表证者，宜汗，然心腹必濡软。或饮停胸用五苓。此病人剧饮水，致停饮心下，结满而喘者。叶天士云：五苓散去肉桂加桂枝，自开太阳之腑，亦仲景和表里之法。

喘而汗出脉促者，邪气内攻，故脉见促，宜利之。葛根黄连汤草芩。仲景之法。

汗出而喘无大热，杏膏麻黄姜枣平。即仲景麻杏石膏汤之法，发之之意。盖病与脉气，皆未虚耳，而喘亦是微。

劳碌感寒医误投，凡劳碌之辈，里气定虚，复感寒邪，身必发热。医不审察，误投凉药，遂变大喘。遂致大喘汗如油。诊之脉若加浮软，人参五味麦冬倖。即生脉散，须重用，喘乃定。

膈中烦热滞不行，喘促咽干泻白论。或渴者，加减泻白散主之。歌曰：桑桔瓜蒌苓二母，橘红甘草骨皮勷。

热甚有痰脉弦数，小柴知贝与蒌仁。凡胸满加枳壳、桔梗，下满加枳实、黄连。舌燥饮水而喘者加石膏。

下后大喘邪传里，则为里气大虚，邪气复传里也。黄连葛根汤当与。黄连、葛根、黄芩、甘草，即仲景葛根黄连黄芩汤。

潮热气短不大便，凡阳明内实，腹满气短而喘者，乃传经里证。内热闭结，大便不通，热气上冲，致肺金清肃之令不得下行，因而喘急。此是胃热攻肺，故可下之。俾其热气流通而喘定矣。然或有恶寒等症，则不可遽攻，恐成逆候。大柴朴杏凭加减。仲景大柴胡汤加厚朴、杏仁。

下后微喘气逆行，则为邪气上逆，乃邪不能传里，犹在表也。桂枝汤表朴杏仁。桂枝汤解表，朴、杏下逆气。

阴厥脉微无汗喘，阴证厥逆，脉沉细而微，气促而喘，无汗者。四逆还加杏味平。四逆汤加杏仁、五味子。

虚人脉伏冷四肢，五味子汤尚可持。生脉散加杏仁、陈皮是也。

劳力外感脉微细，按之或空。身不炮热喘兼泻，身亦微微而热，大便不过带溏。咳痰气促吃粥少，忽然汗出死谁替。仲景云：伤寒脉虚，身热而喘急，下泄，汗出者，死。

饮食过多脾不运，喘塞痰壅郁火甚，莫作胃寒热药投，二陈茯苓、陈皮、甘草、半夏，即《局方》二陈汤。芩连楂朴稳。此因饮食过多、脾胃不能运化，致生气急而喘塞也。戴氏曰：凡喘有声便是痰，痰壅气盛便是喘。大抵喘之为病，胃中有郁火，膈上有稠痰。刘河间曰：得食坠下稠痰，而喘稍止，稍久，食以入胃反助其火，痰又升上，喘反大发，俗不知此，而反以胃虚治之。有用燥热之药，是则以火济火，大不然也。不若用二陈汤加芩、连、山楂、厚朴等剂，先运其痰，次降其火，兼理脾气，则喘必定。《医林绳墨》云：此证名为食喘，前贤详悉已明。凡诊视之际，须认明的确，慎勿妄投药饵，以戕人命。

脉大无伦喉嗽鼾，独参汤服自能安。有伤寒咳嗽，喉中如鼾，其脉豁大无伦，乃空虚阴亡之象，人参必须重用，方克有济。

病后气虚兼气短，此乃气不接续，非喘也，真危急之症。两许人参八味参，六味丸加桂、附即是。

气从脐下尺洪盛，气从脐下冲上而喘，两尺洪盛，或数，或兼见盗汗，潮热，咳嗽，属阴虚。此属阴虚当补峻。大料左归饮加人参，或六味合生脉，虚甚八味、右归可用。

无神之脉细微推，细而兼紧，尤为可畏。元海无根肝肾丐。感证亦有元海无根，亏因肝肾，子午不交，以致气短似喘者，乃气脱证也。子午不交因气喘，重需熟地速可用一、二两及当归，亦要两许。**甘草五钱堪缓剂**，以上三味，即景岳贞元饮也。济之缓之，堪云神剂。如畏寒者，可加煨姜。**证名气脱甚倾危**。妇人血海常空及亡血之人，常多此证。如新产之后，忽现喘咳气急，多因血去过多所致。若用青、陈、朴、杏、苏、前之类，利气消痰，多致不救。临诊者，宜细审之。凡内外各证，或有相似而治法有大不同者，予悉采类是编，以惠后学。

呃逆 **感证呃声接续连**，呃逆一证，古无是名。在《内经》本谓之哕，因其呃呃连声，故今人以呃逆名之也。观《内经》治哕之法，以草刺鼻，嚏嚏而已。**或因火遏气冲炎**。尤有可治。**隔久复声终不治**，虚寒之极。**灸之不止命由天**。治呃逆不止，用灸取穴法。妇人以乳头垂下到处是穴。男子无可垂者，以乳饼下一指为率，与乳头相直骨间陷中是穴。男左女右，灸一处，艾炷如小麦大，着火即止。灸三壮不止者，不治。

呃逆伤寒脉散亡，王海藏云：伤寒呃逆，脉散，死。仲景之言不虚伪。大抵原因失下，致生阴消将尽，火热奔急上行，而肺阴不纳也，是为阳极。**泻心**仲景泻心止大黄、黄连。《金匮》泻心加黄芩。**凉膈**《局方》凉膈散。歌曰：硝黄竹叶草，翘芩薄蜜和。**去硝黄**。脉微将尽者，便或软，不宜下，宜服泻心汤以养阴退阳。凉膈去硝、黄亦可，此法极稳。**便硬犹宜大承气**，此阳明燥矢，火结冲呃，脉必有力者，方可议下。**二药神工作者良**。乃是东垣洁古之方。

壮实庸人守勿药，纵然去矢哕须发。有一种人，或恃身壮，或守不药之说，或乏医治，伤寒五、六日后，大去燥矢而呃逆者，但其哕必缓，其脉亦不甚数。

热伏胃肠郁不宣，下窍得通上透达，譬如炉底壅塞，火焰不光，迨一透达而炎炎上行矣，冲动肺阴而呃也。**投补寒凉俱不可，火抑还防痞胀作**。治法不宜纯用寒凉，寒凉则遏抑其火，且肺胃之气渐向衰惫，奚能禁此猛剂？亦不宜大补，大补则热邪方盛，势必邪正纠缠，变为痞塞胀满之病。

脉虚生术参苓的，寒热相兼柴膏叶。脉实宜之。

平治只消退哕煎，歌曰：归芍芩连俱酒炒，橘红知母炒丹栀。此董废翁之方也。阴汁充肌汗瘳吉。此症有小心过甚，初用上方一、二剂，或见身微汗，或大便略行，即改养阴滋润之药，其人虽愈，期年之间必愦愦如痴，此乃热邪伏于心胃，不得透出故也。

水气凌心犯络包，随成呃逆命难逃。召号五脏齐来救，止呃汤功独擅标。此乃水湿侵脾，发肿致喘变呃，气凌心包，故有是症，最为危急，速投止呃汤救之。薏苡一两，茯神一两，人参、白术、苍术各三钱，芡实五钱，丁香五分，广皮、半夏各一钱，吴茱三分，服二剂，诸症潜安。即《石室秘录》之止呃汤也。

吐下之后复汗极，胃中虚冷药当热，气郁如知表未清，吴茱理中凭斯诀。大吐大下，复极发汗，胃中虚冷，阳气拂郁于表。医与之水，虚寒相搏因致呕哕者。

久病胃虚四肢怠，遇投克伐医庸奈，以致中虚呃逆成，六君加减凭依赖。此证脉必虚软，食亦减少。

呃逆舌挛语不明，便坚咽燥及神昏，的属少阴宜速下，大小承气审投行。少阴急下三条，非燥不病，然必痞、满、燥、实、坚五者全见者，方可下。但非大实大满，不可轻投，恐致结胸痞变。甚有因攻脱元而毙者矣，宜慎宜慎。

如遇呃逆俗谓呃忒面时赤，似是阴火医不识，两尺洪盛或细弦，然必兼数，按之无力。饮如都气丸安贴。六味加五味子，即是都气丸。

病人叫热身不热，此是无根火发越，此呃逆者，内已伏阴，阴气大甚。肾水擅权，肝气不生，丙火既病，丁火又消，所以游行相火，寒邪迫而萃集于胸中，亦欲尽也。故令人发热，大渴引饮，欲去盖覆，病人独觉。他人以手按之，身体肌肉、骨髓、血脉俱寒，此种火即是无根之火也。理中汤内配丁香，或加刀豆、柿蒂。温胃归经火自息。惟温其胃，其火自下。正如炉中之火，止可添炭，不宜用水浇。此证若用寒凉，随药而逝矣。

气从脐下直冲咽，此证名阴非胃间，病不在胃，在少阴肾。加味附子汤一剂，真武汤加人参即是。救得阳回呃逆痊。真阳一回，火降即止。以上治呃之法，诚先贤之秘笈，学者慎毋忽诸。

呕吐 伤寒邪传渐入里，胃实不受气壅闭，逆胸作呕治如何，有声曰呕，无声曰吐，有声无物曰干呕。成无己云：呕有责为热者，责为寒者，有停饮者，故仲景有治饮不治咳之论，《金匮》言之最详。又有胃脘痈脓者，仲景云：不必治，脓尽自愈。按：此证多服薏苡仁粥，自可渐愈。正治还应半表里。证属半表半里，治法一、二日内，宜宣剂以去其壅。

上焦火森炙液干，痰涎凝胃呕如翻，降火导痰加减用，辛散重缒活变看。生姜、半夏、茯苓、厚朴、连翘、栀子、花粉、黄芩、竹茹、枇杷叶主之。如渴加知母，如心烦加姜炒黄连，心下痞加枳实，如口苦，胸满，脉弦配柴胡。

邪气渐深痰愈结，芩连二陈苦寒折。芩、连俱酒炒，再加厚朴、黄柏、花粉、滑石、芦汁、竹沥、姜汁。如不止，辛以散之，芩连二陈汤加干姜钱许，生姜三钱。再不止，重以缒之，用金银器煎，煎上药，或加入金银箔五、七叶。甚者，更加寒水石、赤石脂。如挟虚，旋覆代赭汤须识，仲景云：伤寒发汗，若吐，若下，解后，心下痞硬，噫气不除者，旋覆代赭石汤主之。喻嘉言云：故用代赭石领人参，下行以镇，安其逆气，微加散饮涤邪，而痞自开矣。又云：此亦伏饮为逆，但因胃气亏损，故用法以养正而兼散余邪。大意用在噫气不除上，既心下痞硬，更加噫气不除，则胃气上逆，全不下行，有升无降，所谓弦绝者，其声嘶土败者，其声哕也。旋覆花、代赭石、人参、半夏、甘草、生姜、大枣，即仲景旋覆代赭汤。旋覆花，一名金沸草，要用绵裹煎。如不虚，只用旋覆冲赭石。如用旋覆花，须用蚕绵沥过可服，否则其毛惹肺，致咳不休。调冲赭石，止可一、二钱。凡呕不止，以此二方定虚实用之。周扬俊曰，以上二条应入痞结类，因噫气多，故附于此。学者自宜意会。

呕吐胁疼便血张，此属风邪肝受伤。叶天士云：凡或便血，风淫所致。麦冬三七芎归共，救血平肝清大肠。麦冬一两，三七一钱，川芎五钱，当归一两，此陈士铎之救血平肝汤。

又如腹满齐哕呕，小水不利命遭殃。喻嘉言曰：不尿腹满，胃内壅，不下行矣。若更加哕则胃气将竭，愈上逆矣。再有何法，可以驱其邪而使之能活也。初起呕清宜养胃，或兼吐饮食，此着寒伤胃也，宜人参养胃汤主之。歌曰：人参养胃汤，参苓草朴苍，草果乌梅藿，橘红半夏姜。微烦潮热大柴详。如潮热，内实不大便，呕不止，心下急，郁郁微烦者，宜下之。仲景云：呕家不可下。然《金匮》方有大黄甘草汤。治食已即吐，盖欲呕者，其证在上，因而越之可也。而逆之使下，则必抑塞溃乱而益甚，故禁之。若既吐矣，吐而不已，有升无降，则当逆而折之，无速与大黄也，然亦须慎。

渴后呕宜大半夏，先渴后呕，宜半夏、陈皮、赤茯苓、生姜，即《金匮》大半夏汤。呕渴猪苓是妙方。先呕后渴，猪苓、泽泻、茯苓、滑石，将四味先煎去滓，加阿胶再煎服之，即仲景猪苓汤。

水停心下渴协呕，小青龙治脉浮长。小青龙专能治水，水去而渴自止，呕亦住矣。歌曰：桂麻芍草夏，干姜五味辛。

肚腹时疼属太阴，药用理中合二陈。再加生姜、藿香，此症如初起，腹满而吐，食不下，自利益甚，时腹自痛者。

手足寒，脉沉微，少阴四逆二陈宜。生姜主之。此证常见饮食入口即吐，心下温温欲吐，复不能吐。

干呕吐涎涎少呕多头痛甚，厥阴汤用吴茱萸。吴萸、人参、生姜、大枣，即仲景吴茱萸汤，配二陈主之。此皆直中三阴，非阳经传来者，故悉用热药。凡三阴呕吐，药宜冷服，即《内经》从治之法。曾有寒吐，用四逆汤、理中汤，姜、附到口即吐。后去干姜、白术、人参，附加丁香、木香，煎成加沉香立止。盖虚寒痰气凝结、丁、附既温，佐以沉香、木香则通，干姜、白术则泥耳。

药饵茶汤毫不受，强饮些须呕反骤，郁怒之人，肝气冲膈，多有此症，脉必带弦。膈气不通医少知，内关一灸食如旧。内关穴在掌后大骨尽处，男左女右，艾炷如豌豆大，灸七壮。甚者倍之。灸后即能食。

阳证新瘥呕热余，别无所因，此余热在胃脘中也。竹叶石膏果最奇。人参白虎汤加生姜、半夏、竹叶，即仲景竹叶石膏汤。按：此方治呕豁痰，故去热而不损其真，导痰逆而能益其气。杨潜村云：虚者，左归加花粉去茯苓。歌曰：左归饮用萸山杞，地草云苓景岳方。

病久中虚六君子，虚而挟热加黄芩，挟食加厚朴，挟寒加藿香、砂仁，或补中配炮姜、半夏亦妙。口干燥呕胃阴虚。必有面色娇红，脉虚细数等症。都气饮加归地妙，左归饮去茯苓，加生地、当归尤效。

脉虚身热症难医。仲景谓：呕而脉弱，小便复利，身有微热，而见厥者，难治。以其虚寒之甚也。

胃气如虚热未退，葛根加参理最宜。再配玉竹、知母、竹茹、白术、黄芩、半夏、芦根、茯苓、甘草、生姜、大枣之类，临诊酌之。

郁冒 郁冒神昏干不饮，二便如常貌醉形。伤寒五、六日，渐变神昏不语，或睡中独语，目赤，唇焦，口干，不饮水。稀粥与之则咽，不与则不思。但心下无痞，腹中不满，大小便如常，或传至数日，形貌如醉。陶节庵所谓越经证，即此候也。六脉细数口不语，此热为传手少阴。脉不洪大，慎勿可下，宜栀子黄连黄芩汤。

脉若浮，病在丙，即小肠火。还须导赤散频进。生地、木通、甘草梢、淡竹叶，即《局方》导赤散。陶氏或加芩、连。

脉若沉，病在丁，即心火。泻心汤服得安宁。小肠为丙火，心为丁火。娄全善《纲目》云：心气热则上窜，宜导赤。心热泄小肠，如釜底抽薪之义。以黄连泻心，犹扬汤止沸之义也。

浮沉有力热丙丁，导赤泻心各半匀。歌曰：芩栀知麦连犀草，滑石灯心参茯神。即陶节庵导赤各半汤。或用犀角地黄汤，方见畜血条。热解阳明经要详。此解阳明经血中之热也。

素充壮，如失下，热极身冷脉微弱，凉膈散方见呃逆条，热可宣，有患热病，肢体不甚热，间扬掷手足如躁扰状，昏愦不知人事，时发一、二语，不甚了了，非谵语也。脉微细如欲绝，其人平日素充壮者，此失下热极，以致身冷、脉微而昏冒将死。然畜热内甚，脉须疾数，以其热极畜甚，而脉道反不利，若急下之，则残阴暴绝而死。盖阳气复竭而然也，不下亦死。宜凉膈散，或黄连解毒汤，养阴退阳，积热渐以宣散，则心胸再暖，而脉渐以生矣。王损庵法，大柴胡下之，止用蒸大黄二钱，继以解毒汤数服而平。虚用当归补血煎。蜜炙黄芪一两，酒洗当归三钱，即东垣当归补血汤。凡伤寒似神清，而时发一、二语，昏愦者，多为虚，须主以人参或当归补血汤，后看兼症，配相宜药。

诸虚乘寒则为厥，此《内经》语。　郁冒附子汤须设。此仲景意，真武加人参，即附子汤。

欲活血脉九窍通，芎姜再配天麻入。天麻性平，活血脉，通九窍。

脉微应虚三白汤，四君去人参加白芍，即三白汤。芎麻添附为多力。此证仍可用人参。

伤寒体虚如有痰，或四、五日后神昏不语者，即《寿世保元》

所谓昏迷伤寒是也。**参术芪陈和竹沥**。再加当归，姜汁。有服至十余日，方吐一字，月余舌乃能转，热净而后能言，此证竟有阴寒相逼所致，宜八味丸主之。

神思似清时愦昏，或尔语次忽鼾声，此证甚危须急治，归脾汤并养荣斟。凡遇此等证候，参、芪用两许，甚者加附子。歌曰：归脾志枣陈芪术，参草苓圆广木香。歌曰：养荣草芍陈归志，地味参芪桂术苓。

烦躁　水亏火旺金必伤，火入于肺则成烦，火入于肾则成躁，脉参虚实用温凉。王海藏云：烦出于肺，躁出于肾，此火归肺肾也。临诊细审，慎勿忽略。寒热误投，毙命立见。

肺肾联，烦躁兼。成无已曰：烦躁者，先烦渐至躁也。躁烦者，先躁而迤逦复烦也。从烦至躁为热，先躁后烦谓怫，怫然更作躁闷，此为阴盛格阳。虽大躁欲于泥水中卧，但饮不得入口是也。此气欲脱而争，譬如灯将灭而复明是矣，按：内热曰烦，谓心中郁烦，为有根之火。但烦不躁及先烦而后躁者，皆可治。外热曰躁，谓身体手足动扰，欲裸衣入井，为无根之火，但躁不烦及先躁后烦者，皆不治。

独烦不躁热因先，有表证不得汗，内外皆热，躁乱不宁，取汗则定。有里实热郁，大便不通，心神不宁，脉数实有力，下之则定。有火客心胞，上焦不清，以黄连、栀子等凉解，投之妙。**惟躁无烦寒是的**，或颧带游红，证似戴阳，其脉按之不鼓，躁乱欲狂，欲坐卧泥水中，口中和乃虚阳上攻也。即阴盛格阳，阴极发躁，冷服附子理中汤，躁扰即定。**起不安兮睡不贴**，谓之烦，此一证与上之似戴阳证大不相同。**药须竹叶石膏汤**，如不禁石膏，可用济生方去石膏加茯苓、小麦，即人参竹叶汤。**心热清心莲子益**。心中蕴热而烦。歌曰：清心莲子饮，参芪赤茯苓，地骨车前共，麦冬甘草芩。

血液耗散猛独参，血液耗散，心神不安者，猛进独参汤。**匮**

乏当归补血增。如因力艰不能服参，浓煎当归补血汤代之。

下后心烦如腹满，坐眠不安栀朴纯。烦谓虚烦，腹虽满，按之亦不坚，宜栀子、厚朴、枳实，此三味即仲景栀子厚朴汤。

下吐汗后剧不眠，或吐、或下、或汗之后，适变此症，皆因误治所致，非谓三症齐见始变。心中懊侬反倒颠，似烦非烦之象。栀子香豉为上策，此二味即仲景栀子豉汤。若气少者加甘草，若呕者加生姜。旧便如溏法另迁。大便如溏者，此方禁服，宜改用渗湿之剂。

凡下后，复发汗，夜静无眠烦在旦。此证烦在昼，夜不烦。

呕渴全消表证无，脉沉更兼微身冷姜附辨。仲景误治条下论云：下之后，复发汗，昼日烦躁不得眠，夜而安静，不呕，不渴，无表证，脉沉微，身无大热者，干姜附子汤主之。沈尧封云：经有虚则相并之说，昼日烦躁者，我身乏微阳，感天之阳，欲外出而与之并也。夜乃天之阴，我身微阳不敢外出，故反安静耳。烦而兼呕是少阳证，烦而兼渴是白虎证，故辨之。无表证，即在脉沉微，无大热上见。

脉虚微，悸不眠，脉或虚大，或微细，亦有止烦不悸。生脉散配柏子煎。柏子仁要去油，再加茯神、当归。如有火加凉药一、二味，元参、山栀、竹茹、花粉之类。

有饮痰水凝滞温胆二陈加竹茹、枳实，即是《集验》温胆汤。无无痰饮也远志，歌曰：远志参芪归枣斛，茯神冬草及生姜，即名远志饮子。若烦甚，加竹茹、知母。下剂俱宜酌要先。

悸忡　太阳中风已汗攻，仍热头眩心悸忡。肾阳虚致。瞤动振振欲擗地，擗者，辟也，避也。汗出过多，卫气解散，其人似乎全无外廓，如鱼失水则跃，故振振然。四顾彷徨无可置身，思欲辟地，而避处其内也。芍术苓姜附子同。即真武汤。

发汗过多心下悸，叉手自冒耳无聋，此膻中阳虚。阳气虚胸常欲按，上焦心肺主之。桂枝甘草理当从。桂枝和营卫，重加甘草不令走泄阴气。

汗过心虚气不生，肾间发动作奔豚，上蒸凌心脐下悸，大枣惟和桂草苓。茯苓、肉桂、炙草，即张子和桂苓丸子。奔豚用枣守中，使下焦之邪不得上攻。按：此证药宜用甘澜水煎。作甘澜水法，以水置盆，扬之数百遍，水上有珠子，数千粒即成。

悸若脉逢代结来，脉动而中止，自还者曰结，不能自还曰代。血气虚衰不能相续也，心中动悸真气内虚也。按：伤寒脉结代与杂病不同，投以炙甘草汤，补气血而复脉。汤宜炙草主堪裁，一名复脉汤。喻嘉言曰：此仲景伤寒门中之圣方也。桂枝姜枣麻仁地，即生地。参脉阿胶清酒偕。古吴叶天士常治邪少虚多之症，拟以育阴息阳之法。用此方加减投之多应。喻氏称为圣方，果信其言。

四肢厥逆心下悸，症见厥逆，但少，故主治在心悸。治水宜先苓草枝，不尔水渍入胃中，必定频频变作利，茯苓、桂枝、甘草、生姜，即仲景茯苓甘草汤。太阳证，饮水过多，水停心下必悸。火畏水，故心惕惕然，动不自安也。以水停心下，无所不入。若渍肠胃必作自利，故经云：先治其水，后治其厥，厥为邪之深者，犹先治水，况病之浅者乎。

吐下逆满气冲胸，脉因沉紧眩头攻，此仲景论误下，茯苓甘草汤证之变局，不但客气动膈而脉亦沉紧，则水气已陷入中州矣。动摇振振乃汗误，表里受伤。甘草云苓术桂崇。即《金匮》苓桂术甘汤。此证乃挟痰饮，阻其胸中之阳，水精不能上布，故目眩，当从小便去之，以除中州之水湿也，此方主之。

振栗　气血俱虚振战栗，振者，责其虚寒，虚则不至于争，故振耸耳。战者，为正与邪争，争则鼓栗而战矣。战虽重于振，而栗重于战也。战者，正气胜，栗者，邪气胜也，皆邪正之相争也。人抵气血俱虚，不能荣养筋骨为之振，振而不能主持也。调荣养卫方无别。歌曰：养荣草芍归陈志，地味参芪桂术苓。姜、枣引。虚寒甚者，加附子更效，即人参养荣汤。

若遇身摇不得眠，十味温胆凭斯啜。此心虚胆怯，气郁生涎，涎与气搏，变生惊惕不眠等症。歌曰：枳实夏苓陈味草，枣仁熟地志人参。即《三因》十味温胆汤，姜，枣引。

惕瞤　如伤寒，未经汗，筋惕肉瞤潮热犯，手按脐旁硬甚疼，只消加减大柴散。二便皆涩。歌曰：柴芩蒌粉玄明实，地麦丹皮草首乌，姜、枣引。即加减大柴胡散。

屡经发表汗太过，惕瞤人参养荣附。是证皆因攻表，发汗太过，邪热未解，血气虚夺,筋肉失养所致。或不因此，由禀素血少，邪热传于血脉之中，火性动惕故也。

汗后虚烦瞤不眠，加味温胆汤须辅。歌曰：芎归芍地苓连草，柴夏茹姜橘枣参，即加味温胆汤。

撮空　循衣摸床谓撮空，总云宜补不宜攻。多是大虚之候，乃精神耗散，不能主持也。不问伤寒杂症，以大剂补之，多有得生者。脉辨弦生涩者死，《伤寒论》曰：循衣摸床，惕而不安，微喘直视，脉弦者生，涩者死。此乃以脉之弦涩，辨胃气之存亡。然脉弦则迢迢而长，知胃气尚在也，故可以大承气下之而愈，然亦危极矣，必脉实证实者，方可行之，下后即当随证大补。存亡胃气要宣通。务要慎思明辨。

斑疹　咳呕心烦身痛束，耳聋足冷或有肚腹痛者发斑推，斑者，有触目之色而无碍手之质，即稠如锦纹，稀如蚊迹之象也。总之，以鲜红起发者为吉色，紫成片者为重色，黑者为凶色，青者谓之蓝斑，不治。痧者，疹之通称。有头粒如粟象瘾者，即疹之属。肿而易痒，须知出要周匀，没要徐缓。不外乎手太阴足阳明之患，故缪仲淳专以肺胃论治为精也。予著有“时疹疗元”一论，列于“补遗”条内，学者并宜参究。升麻葛根治法主，乃解阳明风热之毒，如斑疹已露勿服，恐重虚其表也。初发斑疹时，或大便热泄一、二次，不可止之，惟热解自能止也。若脉弱食少，大便溏者，可加生白术。歌曰：升麻葛根白芍草，此是仲阳钱氏方。弱热参芩并可随。虚弱之脉，如或有热，可加人参、黄芩。若血热者，犀角、地黄俱可入酒炒芩、连，桔梗、连翘、元参、薄荷、花粉、芦根之类。

舌苔黄燥须白虎，石膏、知母、甘草、粳米。脉伏心烦斑欲露，谓之欲斑，烦止神静，肌肤中无隐隐之状，始为斑尽也。已出脉洪反口干，竹叶石膏丹地助。脉如洪而无力，兼体虚烦渴，加人参、麦冬、知母，令汗出自愈。

若呕自宜大半夏，陈皮、半夏、茯苓、生姜。但要更衣承气量。凡解大便，谓之更衣，若脉见洪数有力，心下硬痛者方可。

赤斑烦痛心胸热，大青功擅善扶匡。大青味苦，大寒之物，配解毒汤，加瓜蒌根主之，能退赤斑。

斑起心窝毒势深，此处更多。起斑汤内用元参，升麻荆芥黄连共，花粉当归草茯神。陈士铎云：斑起心窝，色必深紫，大为危候，非用大法，终成死证。速投元参三两，升麻、荆芥、黄连各三钱，花粉五钱，当归一两，甘草一钱，茯神三钱，名起斑救死汤，一剂瘥，二剂愈矣。

倦怠懒言惟自汗，补中益气汤毋慢。此症因内伤气不足，虚火游行于外，亦身痛、心烦、作热、发斑，第脉虚大为验。若作有余治立危，速进此汤，熟睡热退而愈。歌曰：补中益气陈芪术，参草升柴归枣姜。即李东垣之补中益气汤也。

内伤斑疹胃元虚，遍身游火外行绽，其斑色亦淡红而娇嫩，或有不红而色白。补降温和大建中，此属阴斑须细盼。

胃气虚极，一身之火游行于外，宜补以降之。吴鹤皋云：此是汗吐下后之证，中气虚乏则余邪无所归附，隐隐然见于肌表，其色淡红而不甚显为辨也。参、芪所以和中，夏、草所以调中，此皆健脾药也。复有归、芍之活血，则外溢之斑，流而不滞。有桂、附之温中，则失位之火，引而归原。以中营之帜一端，而失位之师各就其列也。是证也，以桂、附、参、芪而治斑疹，法之变者也。医而未通于权，则不足以语此。歌曰：参芪桂附草，白芍夏当归。即大建中汤。

内藏伏阴脉必虚，炮姜理中先可啖。内有伏阴，或误服凉药，逼其虚阳浮散于外而为阴斑，脉虽洪大，按之无力，或手足逆冷，过于肘膝者，先用炮姜理中汤，以复其阳，次随症治。

发黄　热多黄似橘皮明，如蜜橘之皮，黄而亮。脉数宜凉身不疼，一身尽痛，解热为主，小便不利腹微满，茵陈蒿汤直入兵。茵陈、栀子、大黄，即仲景茵陈蒿汤。

熏黄色黯脉沉缓，渗湿为先身痛凭。一身尽痛，渗湿为主。

初起有力脉不微，便坚能食利为宜，茵陈蒿汤主之。茵陈五苓湿热解，以茵陈煎汤，调五苓散服之。稍久形虚固胃脾。异功散加当归、白芍、大枣。六君子汤去半夏，即五味异功散。

发汗不彻热停黄，期年不愈色苍苍，其症身面皆黄多热，但饮食亦不减。茵陈栀子各三分，二钱五分为一分。独配秦艽是妙方。再加升麻各四钱，共为末，每次三钱，水煎服，以知为度。盖秦艽退黄极妙，以其性能退阳明经湿热邪气也。无湿热者恐伤燥，宜慎之。《外台秘要》统治三十六黄方，用鸡子一枚，连壳烧炭研细，以醋一合和之温服，鼻中虫出即愈，重者不过三服。然方亦奇，虽未试，姑录存考。

水湿伤脾寒现外，脉沉身冷是阴黄，四苓散配茵姜附，五苓散去肉桂，即四苓散。是证再配茵陈、干姜、附子也。冷伤寒中理中汤。佐以茵陈，脉必虚弱。

太阳太阴遇司天，下之太过阴黄变，王海藏云：伤寒证遇太阳，太阴司天，若下之太过，往往变为阴黄。一则寒水太过，水来侮土，一则土气不足，水来侵之。治法如左茵陈主，对病加增医占先。以下诸症，茵陈为主，所加不拘。

小水不利烦躁渴，二苓茯苓、猪苓滑石桂归煎。韩祗和名茵陈茯苓汤。

喘呕不渴惟烦躁，苓夏生姜陈术添。韩氏名茵陈陈皮汤。

四肢偏冷腰如汗，炙草干姜附子痊。韩氏名茵陈四逆汤。

冷汗旋旋时不止，制附干姜必要兼。韩氏名茵陈姜附汤。

姜附不已脉尚迟，木通归芍吴茱施，韩氏名茵陈吴茱汤。宗颜刊定千年秘，赵秀才，字宗颜。以上治法出自彼定。依法次第效诚如。次第用药者，先投茵陈茯苓汤，次茵陈陈皮汤，又次茵陈附子也。有下早，病黄，寸微尺弱，身冷，次第用至茵陈四逆，大效。

面目皆黄及遍身，骤然所发，迟治必死。初不医之久必倾，倾者，颓败之谓。苓苡茯苓、薏苡车前各三两，桂桂心三钱茵茵陈三钱相佐达权衡。

连连四剂潜消退，减半依方法论深，白术一两土炒加添仍继服，减半加术，再服四剂。湿热宣除体渐亨。此法系《石室秘录》大治救命之方也。

疸症多缘起内伤，汗泻犹防精气亡，陈陈皮五分术白术一两茵茵陈二钱苓茯苓一两栀栀子二钱薏即米仁一两等，守服旬天病即康。此是内伤挟感成黄，连服十剂，去栀子再服五剂。乃陈远公之法，用之颇效。

产妇身黄湿热壅，医家遇此法难穷，白术一两车前五钱荆芥一钱佐，茵陈五分薏苡二两茯苓五钱同。症虽湿热起，本于虚。陈远公云：补虚治黄，未为不可，医人不究其因，束手听其死亡。予遵用之多效。

小便自利急膀胱，肾气不纳，小水急下。御女多劳额黑晕。名女劳疸，如寸口无脉，形如薰黑，鼻出油汗而冷者，皆不治。

酒疸双眸绿影形，心痛时常酸水喷，葛花枳椇茵陈主，枳椇子，一名鸡距子，一名万字果，又名金钩梨。经霜，赤而味甘，其叶入酒，酒化为水。门外植此树者，屋内酿酒多不佳。肝郁相逢合左金。黄连六两，姜汁炒吴茱萸一两，水泡三次焙干，共研细末，以粥糊为丸，即东垣左金丸，又名茱连丸。按：肝居于左，肺居于右，方名左金者，谓使金令得行于左而平肝也。

邪热在胃不相传，邪入在胃，仲景所谓邪并阳明，万物归土之义，无复他传也。挟食薰蒸黄发缠，症名谷疸宜清热，莫使留连起变端。此证乃挟外湿与胃中食饮之湿交并，郁蒸不达以致发黄，即丹溪所谓如造曲然。何惠川《文堂集验方》有云：伤寒五、六日，周身发黄，以麻油半盏，水半盏，入鸡子清一枚，服之即退。按：此方用麻油以润肠，使大便易于下行。鸡蛋清功专利湿，其效尤捷。如用茵陈蒿汤，恐其太峻，不若用此二味，更为稳当，故采录之。

瘀血发黄微沉结，脉必如此。腹满如狂小便澈，仲景主以桃核承气汤。等证宜参蓄血条，此证已详蓄血条下，言之已悉。瘀热脉浮滑数别。瘀热之脉，浮滑紧数，治宜解热为主。

咳嗽 伤寒咳嗽以为轻，俗云重伤风也。柯韵伯曰：伤风之重者，亦属伤寒，仍分六经治之，盖风寒暑湿，先自皮毛，而入皮毛者，肺之合也。虽外邪欲入脏腑，必先从其合而嗽也。故医之善者，凡病必先治其合也。喉中习习痒淫淫。肺主气，形寒饮冷则伤之，使气逆而不散。冲击咽膈，令喉中淫淫，如痒习习，如梗而咳也。或医人云：咳则有声无痰，嗽则无声有痰。

初起脉浮头痛急，脉或带紧，拘急。恶寒发热，无汗。余月芎苏歌曰：芎苏前葛和姜枣，杏桔桑皮枳夏陈。即元成之芎苏饮也。按：《准绳》方无杏、桑、前胡，加柴胡、茯苓、甘草，或加羌活亦可。冬十神。歌曰：麻陈升芷芎苏葛，香附草姜赤芍葱。即古传十神汤也。二方轻重得宜，凡非时之气，可随症加减用。胃热薰蒸合白虎，虚者加人参。若脉浮自汗，头眩眼胀，鼻塞清涕者，伤风候也，亦以芎苏、十神二方分治。脉弦口苦少阳循，必兼寒热，小柴胡去人参、姜、枣，加干姜、五味。烦满蒌仁痞枳实，以上汤主之加减。呕利无眠渴猪苓。如下利，呕，渴，心烦不得眠而咳嗽者，猪苓汤治之。即五苓散去白术、肉桂，加滑石、阿胶是也。吴鹤皋云：五苓泻湿胜，故用桂、术、猪、苓。泻热胜，故用滑石。第恐诸药过燥，故又加阿胶以存津液。

小青龙治表寒合，仲景所谓表不解，心下有水气，干呕发热而渴者是也。歌曰：小青龙内麻黄桂，草味干姜芍夏辛。停饮裹寒真武呷，《内经》五饮虽异，而仲景治法惟专主温通，学者宜考。去芍加姜辛味子，真武去白芍，加生姜、细辛、五味。仲景谓四肢沉重、疼痛，小便如常，大便自利而咳者。脉细沉迟阴咳确。四逆汤加五味，常见是症有手足逆冷，上过乎肘，下过乎膝。

四肢厥逆腹泄疼，冷不过肘，下重而咳。仲景所谓此亦少阴，阳邪入里。枳实柴姜味草芍，枳实、甘草、柴胡、芍药，即仲景之四逆散也。因有咳者，故加姜、味。

汗不透，余热嗽，养血清凉六味彀。余热在胃，咳嗽不止者，先以凉血养血投之。不效者，继以六味饮必应，盖热气逼伤胃阴故也。

若以参芪病愈余，适逢干咳莫为虚，此乃余邪，为胃气鼓动欲出也，若认作真虚证，再投归脾、生脉等剂则重敛，其火渐伤阴分而成弱者，有之矣。俗谚云：伤风不醒变成劳，即此之谓也。只宜开导宜清润，宜养血凉血，顺其势而导之，不可泥为补剂，得力之后，寒凉伤中，畏而勿用也。自古明医法不拘。先哲治疗，临证处方，在在因宜。

阳明宜汗汗无来此乃太阳转属之证，表邪未罢。渐次痰多咳嗽乖，此时取汗益不可得，只投清润之剂。骨皮花粉双冬母，天冬、麦冬、知母、贝母。寒热未止者，小柴胡为主，加入上药。久久痰清热退哉。久久则痰清咳止，经络热邪即从此解，虽终不得汗，亦有渐愈之理。

挟痰 挟痰身热如中满，鼻塞头疼及恶心，或痰饮积凝，脉见弦濡而滑，证带头晕。若见阳明如口渴，潮热，有汗调白虎，石膏、知母、甘草、粳米。否则参苏饮必宁。歌曰：参苏饮内芎苓葛，草夏陈前枳木香。其人参、木香，须斟酌进退用之。尝遇此证，见有头晕、恶心者，予用二陈汤加浮海石、白芥子、制南星，亦多应手。

下颏振振动摇看，病人不觉有涎痰，心虚神惫兼食少，药宜固本六君衔。俗云：痰证伤寒，即此候也，宜六君子汤主之。是证加酸枣仁，大补心气。

挟暑 脉虚身热为伤暑，恶热头疼自汗增，胸满心烦渴气促，便溏尿赤倦精神。暑湿蒸人，脾土受伤，故肢倦便溏。暑热伤肺，故气促心烦，口渴，便赤。浊气在上，则生䐜胀，故胸满恶食，暑先入心，汗为心液，故自汗。湿盛，故身重、身痛。暑伤气，元气耗伤，故脉虚而不足。

东垣益气兼清暑，芪术参归草葛升，苍术青陈曲柏泻，麦冬大枣味姜停。人参、黄芪、白术、苍术、神曲、陈皮、甘草、麦冬、五味、当归、黄柏、泽泻、青皮、升麻、葛根、大枣、生姜，即东垣之清暑益气汤也。

暍热躁烦汗恶寒，仲景云：太阳中热者，暍是也。其人汗出恶寒，身热而渴也。此是热病证。据《素问》在天为热，在地为火，热者火之气也，故热乃五气之一。而热病即伤寒有五之一，感烈日之气而病。面红紫胀眼珠黄，白珠变黄色，脉微洪。微者轻浮之象，洪者挟热之征。按：程郊倩《后条辨》云：暍病脉不浮，不思仲景论暍，即《难经》之热病也。《难经》云：热病之脉，阴阳俱浮，浮之而滑，沉之散涩，此等紧要处，岂可模糊读过。卫阳虚渴背微冷，仲景云：伤寒无大热，口燥渴，心烦，背微恶寒者，白虎加人参汤主之。沈尧封云：背为阳，背微恶寒者，阳虚证也。但阳有不同，真水真火，是肾中之阴阳也，气血是营卫中之阴阳也。此条口燥渴，心烦，暍热内炽，仍是白虎证。惟暍热伤其卫气，致背微恶寒，与肾阳全无关涉，故止用人参补卫气，不用附子补肾阳。至若少阴病，口中和，其背恶寒者，则卫阳肾阳并伤，则人参与附子并用。问同一背寒，何以分别伤卫、伤肾？曰：条内本自明白，伤肾阳者，口中和。伤卫阳者，口燥渴。白虎加参服遽安。

湿温　肢重头疼或妄言，此湿热并至之病。胫寒腹满汗粘粘，病在太阴不可汗，古人湿家忌汗。白虎人参苍术痊。有一种头痛妄言，两胫逆冷，胸腹满，多汗，其人常伤于湿，因而中暑，名曰湿温。其脉阳濡而弱，阴小而急，治在太阴，不可发汗，宜白虎汤加苍术主之。《保命集》云：立夏之后至立秋处暑之间伤寒者，身多微凉，自汗，四肢沉重，谓之湿温，苍术白虎汤主之，或先用人参白虎汤数剂。

温病湿侵体似缚，仲景云：太阳病，关节疼痛而烦，脉沉而细者，此名湿痹之候。其人小便不利，大便反快，但当利其小便。湿痹者，即《难经》之湿温证也。《素问》在天为湿，在地为土，湿乃上之气也。故湿为五气之一。湿温乃伤寒有五之一。温者，亦火之气也，夫火特五气之一，乃分而为二者，以阴阳之各异耳。暍热之火，阳火也。得之烈日，故三时不病，惟夏日太亢乃病。温病之火，阴火也。得之郁热，四时皆有，不独夏也。《素问》分先夏至日为病温，后夏至日为病暑。脚伸仰卧腿难缩，或时筋抽似搐，此乃湿热流络所致。欲翻身转痛难禁，利湿除温栀柏握。栀子、柏皮、甘草，即仲景栀子柏皮汤。

或挟外寒内湿缠，麻黄赤豆连翘逐。麻黄、连翘、赤小豆、生梓白皮、杏仁、甘草、大枣、生姜，即仲景麻黄连翘赤小豆汤。沈尧封云：程扶生以麻连小豆汤为湿热主方，不思麻连小豆汤，发汗之方也，栀柏汤利小便之方也。若以麻连汤为主方，不惟栀柏汤无着落，即条内但当利小便句，亦无着落，栀柏汤只有湿热而无风寒者宜之。若外兼风寒，又属麻黄连翘赤小豆汤。《素问》：在天为燥,在地为金，燥亦五气之一。夫燥未有不从火熯而成。故凡病或挟火者，已经类列各条。其现证有口燥渴，或大便燥结等，燥字此燥证已寓其中矣，故燥证无专类之条，学者自可意会，莫谓编者遗漏，而复疑燥不病人耶。

风温　冬不藏精春病温，肾关气泄外寒侵，阴邪入脏深难愈，表散须参温法行。经云：冬不藏精，春必病温。盖冬月以精动则关开气泄，寒风深入骨髓，而肾主闭藏，无门可出。至春月地气上升，肝木用事，肝主疏泄。木主风，外风相召，于是吸引肾邪勃勃内动而病发矣，必全具少阴之症。喻嘉言阐发奥义，而以温法并汗法。一药同用，体长沙不宣之秘。用麻黄、细辛、附子救之，即仲景伤寒中麻黄附子细辛汤也。

寒伤冬月藏肌肤，证与三阳合例符，经云：冬不藏精，春必病温。故所重者，不藏精也。每见多欲不藏精之辈，病温者更危。表里阴阳齐交炽，六日不俟命南柯。正已先伤，外邪复入，邪正相炽，名主客交。

肾阳不鼓难升液，热烦外现燥兼枯，此证尝有认作阳明，而竟误投毙命者多，可不慎乎。悟彻仲景真妙谛，汗下兼温反掌瘥。喻嘉言以附子助阳，拟投附子、黄芩、黄连、大黄，以温法兼下法。一药同用，即仲景附子泻心汤也。

厥阴初气主风木，凡逐年主之六气，初厥阴，二少阴，三少阳，四太阴，五阳明，六太阳，此为地盘，其位不易。客气加临感冒触，凡逐年客之六气，初厥阴，二少阴，三太阴，四少阳，五阳明，六太阳，此为天盘，其位旋转不定，以左手掌轮之于值年司天之位，上从右退，二起推顺数。假如子年少阴，君火司天，从子位退二在戌位上，初气即太阳，寒水二气在亥位上，即厥阴风木，余仿此例。凡逐年客之三气，即是当年司天，其司天在泉之法，注于疫疠条下。易记歌主气云：厥少少，少阳太。客气云：厥少太，少阳太。病似伤寒形样同，治法大旨，兼参主客之气，及用药之宜忌。经云：必先岁气，毋伐天和，此之谓也。春温医说俗称疫。俗谓时气，伤寒以讹传讹之谈。仲景以冬月所受风邪，以寒统之，定名伤寒。治法分别寒伤营、风伤卫，至春时令，和煦其气，亦温所感之邪，以温统之。谓无风不入太阳，故所感之邪，温字上加一风字，以别太阳风伤卫之不同。若作冬月伤寒治法，误人不浅。喻嘉言云：病温之人，有发表三、五次，而外症不除者，有攻里三、五次，而内症不除者。

伤寒之邪表传里，传尽六经病亦已，仲景《伤寒论》中有传解法。卢子繇《金铫》中有传经论，学者宜参读之。此是温邪内达外，留伏募原畏补剂，治须疏滞达原参，歌曰：达原饮内槟榔朴，草果芩知白芍甘。此吴又可之达原饮也。审明虚实阴阳异，柴胡清燥歌曰：柴胡清燥灯心地，归芍芩知草粉陈。即柴胡清燥汤。参白虎，白虎汤配人参，毒防瘀胃大承气。大黄、芒硝、厚朴、枳实，即仲景大承气汤，吴又可《伤寒三注》云：此邪从口鼻而入，舍于伏脊之内，去表不远，附胃亦近，乃表里之分界，即《内经》疟论所谓横连募原者也，非若传经之证。如脉虽数未至洪大，其邪尚在募原，宜投达原饮以透其邪。如蒸蒸汗出，气微液涸，宜投人参白虎汤。如应下失下，阳伏时厥，既下厥回，脉大而数，此里邪去而郁阳暴伸，舌已生津，宜柴胡清燥汤去花粉、知母，加葛根，随其性而升泄之。其有毒邪复合，瘀留胃中，急投三承气，酌量以下之。设缓拘滞，必无救矣。每见二、三日即死者，此类是也。临诊者潜心细察，慎毋大意。

痉症　太阳发热脉沉细，项强足寒面赤际，口噤反张背角弓，汗因误过虚亡液。此即风伤卫之变局也。经云：肉之大会为谷，肉之小会为溪，溪谷之间以行营卫。沈尧封云：夫卫行脉外，即在肌肉腠理间，风邪中卫，由太阳而入壅肌腠之间，脉道挤小，所以沉而细也。脉道时通时塞，所以卒口噤，背反张也。肌肉不能舒转，所以项背强几几也。阴阳不能升降，所以头热足寒，面赤目赤也。

汗无发热恶风邪，邪字当作斜字读。项背几几音殊。几几，鸟缩颈貌。刚痉耶，仲景葛根汤主治，汗多柔痉桂枝加。前辈云：葛根象肌肉，取其入肌肉以祛风耳。即无汗之刚痉，亦风多寒少，病甚于脉外，故不用麻黄汤中加葛根，仍用桂枝汤加麻、葛，存芍药，以保不病之营。凡痉则上项，脉症俱在内。如无上项脉症，不得名痉。痉有刚柔二种，全在有汗无汗上辨。葛根、麻黄、桂枝、白芍、甘草、生姜、大枣，即仲景葛根汤。

疮家发汗祸旋踵，痉变依然身体痛，势必鬼门开病除，经云：开鬼门即发散之意。葛根汤效任施用。仲景云：疮家虽身疼痛，不可发汗，发汗则痉。沈又彭云：此症既不可发汗，又有不得不汗之势。一友用葛根汤取效，以葛根汤即痉症发汗方也。《景岳全书》云：痉症甚多，而人多不识，在不明其故，而鲜有察之者耳。盖卒然暴病，而见反张、戴眼、口噤、拘急之类，皆痉病也。观仲景以汗下为言，谓其误治亡阴，所以然也。余因类推，则常见有不因误治，而凡属阴虚血少之辈，不能养营筋脉，以致搐挛伛仆者，皆是此症。如中风之有此者，必以年力衰残，阴之败也。产妇之有此者，必以去血过多，冲任竭也。疮家之有此者，必以血从脓出，营气涸也。小儿之有此者，或以风热伤阴，遂为急惊，或以汗泻亡阴，遂为慢惊。凡此之类，总属阴虚之证。盖精血不亏，则虽有邪干，亦断无筋脉拘急之病。病至坚张，其枯可知。欲治此者，必当先以气血主之，而邪甚者，或兼治邪，若邪微者，通不必治邪。盖此症之所急者，在元气。元气复而血脉行，则微邪自不能留，何足虑哉？奈何今人但见此症，必各分门类，而悉从风治。不知外感之风，寒邪证也，治宜解散。内生之风，血燥证也，止宜滋补。矧此数者，总由内虚，本无外邪，既以伤精败血枯燥而成，而再治风痰，难乎免矣。故余详言于此，以明痉症之要。

疫疠 每逢岁歉受饥馁，因腹常枵中气亏，荒岁多疫，皆因饥饱失时所致。右气口脉多大，用人参败毒散先发其表，次用人参柴胡汤以和解。右脉大于左，自汗，心下不胀，无表里证见者，补中益气汤。若用正伤寒法，大汗大下，多致不救。歌曰：二活柴前芎桔枳，薄荷参草配苓姜。即《活人书》中之人参败毒散也。腐秽气蒸难避染，凡饥馑之岁，疫病盛行，大率春夏为甚。盖温暑热湿之气交结互蒸，人在其中无隙可避，病者当之，魄汗淋漓。一人病气足充一室，况于连床共榻，沿门阖境。共酿之气，益以出户，尸虫载道。种种恶秽，上溷苍天清净之气，下败水土物产之气，人受之者，温暑热湿，病从其类，有必然之势也。天时气运合相推。治法当分天时，寒热燥湿，病者虚实劳逸，因时制宜，不可拘执。久旱天时多燥，热疫流行，忌用燥剂，宜解毒润燥。天久霪雨，湿令大行，脾土受伤，民多寒疫，多兼泻痢，忌用润剂，宜渗湿理脾。子午年，少阴君火司天，阳明燥金在泉。卯酉年，阳明燥金司天，少阴君火在泉。寅申年，少阳相火司天，厥阴风木在泉。己亥年，厥阴风木司天，少阳相火在泉。辰戌年，太阳寒水司天，太阴湿土在泉。丑未年，太阴湿土司天，太阳寒水在泉。其五运六气，天符岁会，九宫八风，超神接气等论，须参张介宾《类经》言之最详。张子和《儒门事亲》云：病如不是当年气，看得何年运气同，只同值年求活法，方知却在至真中。其义甚深，业医者，不可不知。

上中清邪从鼻息，人之鼻气通于天，故阳中雾露之邪者，为清邪，从鼻息而上入于阳，入则发热，头疼，腮肿，喉痹，失音。经云：上焦如雾，升而逐之，兼以解毒。**头疼颐肿喉音失，大头普济法东垣**，如世俗所称大头瘟者，头面腮颐肿如瓜瓠[①]者是也，宜普济消毒饮主之。歌曰：普济消毒饮人参，芩连柴桔橘蓝根，元参翘薄僵蚕勃，牛蒡升麻甘草匀。此李东垣之方也。**咳唤蛤蟆另一策**。俗称蛤蟆瘟，又名捻颈瘟。喉痹、失音、咳声不爽、颈筋胀大者是也，宜荆防败毒散主之。薛立斋加元参、马勃、牛蒡子。歌曰：荆防羌独前柴草，枳桔芎苓翘薄姜。即汪讱庵《医方集解》中之荆防败毒散也。

中焦邪注未分布，经云：中焦如沤。疏而逐之，兼以解毒。**营卫不通病变夥，胁起胸高呕血如，遍身肿块色红裹**。俗称瓜瓤瘟者，胸高胁起，呕血如汁者是也，宜生犀饮主之。麻油炒苍术、犀角、黄连、芥茶（即苦丁茶）、金汁（即粪清黄土），乃是生犀饮也。俗称疙瘩瘟者，遍身红肿，发块如瘤者是也，宜人中黄散主之。辰砂、雄黄各一钱五分，人中黄一两，共为末，以桔梗薄荷汤调下二钱，日三服，夜二服。

水土之邪从口入，人之口气通于地，故阴中水土之邪，从舌而下于阴。下焦为浊阴。故浊邪从下入。经云：下焦如渎，决而逐之兼以解毒。**腹鸣湫痛逆寒生，便清足重难移步，此属阴经治别分**。俗称绞肠瘟者，腹痛、干呕、便溺、下重、水泄不通、脐筑湫痛者，宜双解散主之。此症又宜探吐。如人虚脉弱者，吐法忌之。陶节庵双解散，即小柴胡加白芍、陈皮是也。俗称软脚瘟者，便清泄白，足重难移，膝冷内栗者是也，宜人参白虎汤加苍术主之。邹滋九曰：疫疠一症，

---

① 瓠：即瓢，今称葫芦。

多从口鼻而入，直行中道，流布三焦，非比伤寒六经可表可下。夫疫为秽浊之气，古人所以饮芳香采兰草，以袭芬芳之气者，重涤秽也。及其传变，上行极而下，下行极而上，是以邪在上焦者，为喉哑，为口糜。若逆传膻中者，为神昏舌绛，为喉痛丹疹。今观叶天士先生立方，解毒之中必佐芳香宣窍逐秽，如犀角、菖蒲、银花、郁金等类，兼进至宝丹从表透里，以有灵之物，内通窍，搜剔幽隐。通者通，镇者镇。若邪入营中，三焦相溷，热愈结，邪愈深者，理宜盐苦大制之法。仍恐性速直走在下，故用元参、金银花露、金汁、瓜蒌皮，轻扬理上，所谓仿古法而不泥其法者也。考是证，惟张景岳、喻嘉言、吴又可论之最详。然宗张、喻二氏，恐有遗邪留患。若宗吴氏，又恐邪去正伤。惟在临证权衡，无盛盛、无虚虚而遗人夭殃，方不愧为司命之职矣。

脾约　邪犯太阳经禁下，病人平素胃阴涸，大肠燥结省更衣，省更衣者，乃大便少解之谓。脾约休言是胃弱。

若遇传经液必干，终成枯槁邪难托，麻仁速下存津液，活变神明仲景法。《尚论篇》云：脾约一证，乃其人未病，先素惯脾约。盖约者，省约也。脾气过强，将三、五日胃中所受之谷，省约为一、二弹丸而出。全是脾土过燥，致令肠胃中之津液日渐干枯，所以大便为难也。及致感受风寒，即邪未入胃，而胃已先实，所以邪至阳明，不患胃之不实，但患无津液以奉其邪，立至枯槁耳。仲景大变太阳禁下之例，而另立麻仁丸以润下之。不比一时暂结者，可用汤药荡涤之耳。此义从前瞶瞶，凡遇素成脾约之人，亦必俟经尽方下，百无一生矣。大黄酒蒸、杏仁、厚朴、麻仁、枳实，蜜丸，即仲景麻仁丸。

除中　伤寒发热利兼厥，腹冷脉迟寒误彻，食不当能今反能，胃阳发露除中卒。除中者，中气除也。卒者，死也。喻嘉言曰：谓之胃阳发露，凡厥利当不能食，忽然能食，暴热一来，其阳即散，立毙之候也。仲景厥阴条内有云：伤寒脉迟至六、七日，而反与黄芩汤彻其热。脉迟为寒，今与黄芩汤复除其热，腹中应冷，当不能食，今反能食，此名除中，必死。

息高　邪入少阴六七日，陡然气急鼻微息，息高长沙曾断死，破格挽回无救诀。仲景云：少阴病六、七日，息高者，死。喻嘉言云：诸阳主气，息高则真气上进于胸中，本实先拨而不能复归于气海，故主死也。六、七日三字，辨证最细。见经传少阴而息高，与二、三日太阳之作喘证，迥殊也。《石室秘录》云：伤寒少阴病六、七日，息高者，死。息高见于六、七日之间，明是少阴之证，而非太阳之证也。息高与气喘大殊，太阳之证乃气喘，本于邪盛。少阴之证乃息高，本于气虚。而息高者与气喘终何以辨之？气喘者，鼻息粗大。息高者，鼻息微小耳。此乃下元之真气欲绝而未绝，牵连气海之间，故上行而非气急之状，能上而不能下也。最危最急之候，方用止息汤。核桃仁一个，人参、熟地各三两，牛膝、破故纸各三钱，麦冬三钱，台姜五分，煎服，此药大补关元、气海，复引火之下行，绝不祛寒逐邪，庶几，气可回而息高者可平也。倘疑是太阳喘证，而妄用桂枝汤，杀人于顷刻矣，故必用止息汤救之，十人中可望生五、六，然必须多服久服始效，或服一剂而辄止，亦未有能收功者，又不可不知。但此方在贫者，断不能用。豪贵之家适有此证，或可措办，故录之。

戴阳　颧若游红是戴阳，或烦或躁或兼狂，井中欲赴饮思冷，八味还宜参附汤。有一种戴阳证，两颧浅红，红必游移无定，或烦躁狂发，欲坐卧泥水中，渴欲饮水复不能饮，大便自利或秘结，小便清白或淡黄，咽喉或痛或不痛，脉沉迟而微细，肌表虽热，重按之则不热，甚者其冷透手，此阴盛格阳也。

面红烦躁口生刺，舌如敛束荔枝似，痰涎或涌喉烟冲，身烙脉洪益火制。有一种面红烦躁，遍舌生疮生刺，舌敛束如荔枝状，或痰涎涌盛喘急，小便频数，口干引饮，两唇焦裂，喉间如烟火上冲，两足心如烙，脉洪大而数无伦，按之有力，亦有按之微弱者，扪其身烙手，此肾虚火不归经。《素问》所谓脉从病反者也，俱用十全大补，吞八味丸，或大剂八味饮合生脉散。人参、熟地可用至二、三两，附子可用至三、五钱。如认作白虎证立死。四君四物即八珍汤，再加黄芪、肉桂，即十全：大补汤。

直中 直中三阴四逆汤，附子、干姜、甘草，即四逆汤。去甘草加葱白，即白通汤。理中人参、白术、炙草、干姜真武白术、茯苓、附子、白芍、生姜亦为良，莫云盛夏热当禁，此乃从证不从时之法。经曰清蒸桂附强。有一种色欲过度，腠理疏豁，寒邪乘虚而直入于三阴之经。名曰阴证，即俗称阴证伤寒也。初起不见热证、暴病，所谓直中阴经者，乃心肝脾肺肾之经，受肃杀严寒之气，由肌肉间之经络，直逼脏中，或心、或肝、或脾、或肺、或肾，生气被伤，不得通达，便成阴证也。此时急以热药，依经通之，渐渐温热，使脏中热气得通于肌肉间之经络，须以理中、四逆、真武等汤辨证而治之。

炎天客运值寒威，裸体行淫风独吹，怕冷脉微沉且伏，腹疼似暑细研推。有一种阴证，直入肾少阴之经，或欲事后感寒，或多欲阳虚，寒乘虚入，脐腹绞痛，手足青紫厥逆，脉微欲绝，急煎附子理中汤与之。外用葱二束，如茶盏大，扎紧，切一指厚一段，置脐上以熨斗火熨之，使热气透入腹，逼邪外出为佳。此证俗亦谓之阴证伤寒，但阴证脐腹绞痛，必怕寒怯冷。凡中暑暍腹痛者，并不是冷。但此病偶值炎夏，如或疑似，先以冷井水，令病人将手指浸内，如阴证即行畏缩，或手弹冷水于病人之脸上，若果阴证必打寒噤。若暑证见冷水，必无畏忌。大凡阴证与伏暑之证，缘脉皆伏者多，即暑证与阴证俱或有肚疼之状。临诊之际，务须细心研究，倘或误治，危殆立见。

反复 余邪反复食相纠，凡伤寒复发，世皆作有余治，必曰因食而起。殊不知有余不尽之毒，留滞阳明胃经也。盖缘战汗后，气血亏损之甚，即以补阴得汗，力只七、八分便住，表既得解便能清爽。其不尽者，复归阳明，加以一、二日之饮食与邪相蒸复腾，腾而作热矣。此乃汗后，元气骤虚，饮食入胃，生化迟缓，于是所留之邪与新入之物合而为热。如依时师，再用攻邪，则元气复虚，热邪益炽，索然而死矣。大剂当归六子投，六君子加当归。若芩、连退邪，枳、朴消食，必死无疑。邪食交攻热更剧，守过三日汗来瘳。纵有病愈增而热愈甚者，乃是邪与食为元气所攻发将出之候也。守不出三日，复战而汗解矣。或曰：汗至七、八分而余邪何以复归阳明？曰：胃主肌肉，元气薄故也。元气厚者，则无此病。如留泊肌肉筋骨，则为余毒，治法亦先补正。

阴虚劳复挟风微，或奔走伤力，或微挟食，或微冒风寒。刘氏地黄饮子奇，歌曰：二地骨皮芪芎杞，芩防枳草配天冬。即刘松石之地黄饮子。素壮火多愈劳复，若其人素壮实，平日多火，病愈劳复者，亦不得用攻伐。葱冬七味汤宜速。歌曰：流水生姜葱葛豉，麦冬怀熟其成方。即名七味葱白汤。

损庵专法麦门冬，用斤许，此王肯堂法。再入香豉和淡竹，频频饮去自为佳，海藏门冬皆可活。麦冬、甘草、粳米、大枣、竹叶，名海藏麦冬饮子。治劳复气欲绝者，用之有效，能起死回生，易老加人参尤妙。

遗毒　汗后仍然热结深，此汗出不彻，仍然热结之。耳间一寸二三分，毒发耳后，或连耳下，俱肿硬者。名为颐毒频频肿，此为遗热成毒。速散消迟脓必成。初起速宜消散，若缓则成脓，又为害也。一法用槐米四、五两炒微黄，乘热入酒二碗，煎十余沸去渣，热服。未成者，二、三服，已成者，一、二服。胃弱者忌之。一法用忍冬藤四、五两，甘草节一两，先用水二碗煎至一碗，再入酒一碗，煎十余滚去渣，饮之，渣可敷患处。又三煎酒方，头一次以银花一两，蒂丁一两，河水两大碗，井水两大碗，煎至两碗去渣听用。第二次，加广皮、甘草节、白芷、当归各一钱，再配后开引经药，将前汁煎至一碗去渣听用。第三次，加乳香、没药，去油，研末各一钱，炒甲片研末三钱，将煎汁配绍酒一碗煎至八分，温服暖睡，汗出即痊。引经药列后，头面加川芎、犀角各一钱，两手臂加桂枝一钱，两乳加蒲公英一钱，两肋加木瓜一钱，下部加牛膝一钱，遍身加藁本一钱。

初起连翘败毒散，歌曰：连翘败毒独羌防，升草芎柴归尾襄，苏木红蓝大力子，天花粉配集成方。水酒各半煎，徐徐温服。如未消，加蛤粉、炒穿山甲一钱。肿至面者，加香白芷二钱，漏芦五分。大便燥实者，加酒浸大黄一钱五分，壮者倍之。凡内有热，寒热交作者，倍用柴胡，加酒洗黄芩、酒炒黄连各一钱。脓成内托理须明，宜内托消毒散。歌曰：升芪参草归柴桔，银花防芷共翘芎。水酒各半煎，徐徐温服。治发颐有脓不可消，已破未破皆可服。感证如初便发痈，发热三、四日后，便发痈者。阳明兼或少阳通。有一起便发痈者，治皆不外阳明、少阳两经。竟有失于汗下，中宫伏热郁极，发为胃痈者，须细审之。若漫不加意，懵然执伤寒之成法以治之，鲜有不溃败者。

肝肾如虚应大补，此毒发于至阴之处，道路遥远，必煎剂送大填大补丸药，方效。否则迁延弱即丛。迁延时日，拖成弱证，俗谓毒劳，终不救也。

诛伐太过气血伤，有一种感证，被俗师混加汗下，以致诛伐太过，气血大伤。究竟所感之邪，郁而不泄，发为痈肿，此时当急补正。参芪熟地大归汤。黄芪、当归、银花、甘草，即世传之大归汤也。再配人参、熟地，可加两许以救之，庶可起发收功。翘连角刺芩施误，难起收功命必戕。如误用芩、连、角刺之类，去生便远，此乃已被诛伐太过，气血大伤。若再投寒凉透解，其毒必陷，其毙亦速。非此阴虚迁延成毒痨之证也。审之审之。

火灾之人感又重，辛凉大剂石膏黄。有一种火实之人，所感又重，非大剂辛凉重用石膏不可，甚者须加大黄。伸缩之权，存乎其人。

始初略解便滋阴，此医者过于小心也。邪伏致痈郁毒生，清解犹宜并发透，骑墙主见害终成。若作骑墙之见，兼用固本，则热邪为润药粘滞，不得通达，必成大害矣，慎之慎之。固本等药所以养胃，今服养阴药既多，则胃中津液原不竭也。且遗毒既自经络而达肌表，自当因势利导之。

更参时毒辨凶吉，五七之间命必脱，旬外自能不治安。时毒者，感四时不正之气，初发状似伤寒，五、七日间乃能杀人，十日外不治自愈。浮弦沉紧滑洪涩，须分汗下药休寒，浮数者，邪在表，宜发之。沉实者，邪在里，宜下之。医不究心变莫测。此证有阴有阳，有可汗有可下。常见粗工但云：热毒骤用寒凉。不知病有轻重，治有逆从，岂容轻忽也。按：《金匮》有伤寒、阴阳二毒，遍身红晕形似汤猪，方中所用升麻、鳖甲、雄黄、川椒、桂枝等类而已。然以理考之，疑非仲景所制之方，或后人托名附会。尝见用者，亦多不效，未敢信从，故不录载。

或已汗下肿不消，或有出脓后肿仍不消。小柴和解配连翘，薄荷桔梗黄连共，大力即牛蒡子元参花粉陶。或加全蝎、甲片。

肿甚痛焮宜砭血，脓成脉弱仗参调。此必先因胃虚，饮食不节，邪乘虚入，宜从轻治。发散解毒，必加人参以固元气。

魃地昏沉面部红，腮颐凸肿火如烘，瘀升体热脉来数，按之空大，或浮而微。阳脱顷亡莫认痈。有少壮之人，恃勇纵欲，精泄气脱，以致命门真火奔越于上，结于头面三阳之位，状若痈毒，人忽昏沉，误认为火。若用寒凉，随药而逝。速投人参、附子，庶可挽救。如无人参，重用补血汤，多加白术、附子，亦有得生者。此名脱阳证，本不应列于发遗时毒之内，但其状似痈，发亦骤然，恐时医误作毒治，致令人夭，故特附于此。

狐𧏾　唇疮上下忽生来，脏𧏾狐肛虫作灾，声哑喜眠须治热，犀连桃核用无乖。李士材云：狐𧏾失汗，所致食少胃空，虫啮五脏，故唇口生疮，其名曰𧏾。虫蚀其肛，上唇生白点，其名曰狐。其候齿燥、声哑、恶食，面目乍赤乍白而眸黑，舌上白苔，唇黑，四肢沉重喜眠。清热宜用黄连、犀角、木香、乌梅。治𧏾宜用桃仁、栀子、艾叶、大枣。杀虫宜用雄黄、锐散、桃仁、苦参、青葙子、黄连等分为末，以艾叶煎汁，捣和成膏，捏如小指大，用绢裹纳入谷道中。

阴阳易 伤寒未愈辄交媾，体重眼花艰小溲，散乱精神膝胫拘，热冲少气阴挛凑。更兼里急外邪无，欲火恣情自作受，男女裩裆互换尝，阴阳易病古非谬。柯韵伯云：此证无内外因，本非伤寒而冠以伤寒者。原其因也，无恶寒发热之表证，无胃实自利之里证，因淫情之不禁，而余邪得以投其隙，移祸于不病之人，顿令一身精气神形，皆受欲火之害，是不病于伤寒而病于阴阳之易也。裩裆者，即裤裆也，男女阴阳之卫，阴阳之以息相吹，气相聚，精相向者也。卫乎外者自能清乎内，感于无形者，以之治有形，故取其近隐处烧灰，水服之。形气邪感得其隐曲，小便即利。阴头微肿，浊阴走下窍，清阳出上窍，欲火平而诸症悉除矣。男服女裈，女服男裈，仍合阴阳交易之理。至秽之品为至奇之方，以意相求，有知此者。《金匮要略》云：阴阳易病，凡诊有离经脉见者，死。离经者，乍大乍小，忽有忽无，参差不齐者是也。治以豭鼠粪汤，用韭菜根一大握，两头尖十四粒，以水煎服。

内伤感热似痢 劳倦内伤外感热，身如燔炭便脓血，脉来洪数与无伦，甚者散乱，忽有忽无。谵语更兼舌燥黑。

此属阳明证甚危，熟地一两杞冬归，芍甘相佐再配生地见微汗，有汗可治，其脉亦须接续分明，洪数鼓指，见汗又必前方去生地，加枣仁、山药、萸肉、丹皮，连服七八剂，俟脉平和方下推。俟脉必敛而圆，再用当归、白芍、甘草、薄荷，此四味名四顺清凉饮子。加酒蒸大黄五钱，熟地一两，下黑矢而愈。

一二日来复热谵，原因作汗喘狂端，前已下黑矢而愈，一、二日后复发热，狂谵、喘急、口渴，此欲作汗解也。干姜归芍草芪术，干姜、归、芍各三钱，芪、术各一两，甘草一钱。其汗如淋病霍然。以上三韵统讲一证。董废翁曰：或问阳明热甚，当速解其毒，今先补后下，何也？曰：毒火燔炽，凉膈承气证也。而其原起于劳倦，阳邪内灼，脉已无阴，若骤下之，则毒留而阴绝，死不治矣。曰：复病又以他药治，何也？曰：病从阳入，必从阳解，今阴气已至而无以鼓动之，则营卫不洽，汗无从生，不汗则虚邪不得外达，故内沸而复也。此乃里虚劳倦之辈，感挟时令燥气之变局也。初起壮热，状若肠澼，若执治痢成法，多致不救。予遇三、四病家，信任专托，依法用之，多得全活。但此证常有，故录数言以告同志。凡遇此项脉症，莫认作痢疾，误治杀人，且标目似痢二字，盖似者疑似之义，原与滞下之痢不同，宜辨明治之。

娠妊胎产　妇女伤寒按《准绳》，王肯堂所著。六经治例等平人，经期时候须时辨，妇女诸病须参《薛立斋医案》、陈临川《妇女良方》、武叔卿《济阴纲目》等书，言之最详。业医者宜考。惟有妊娠四物君。生地、当归、白芍、川芎。

初起黄芩白术佐，《己任编》云：使热邪不能深入血分，以触犯胎气为异耳。行攻滑破莫相侵，滑润如半夏、滑石之类，行血如肉桂、附子之类，破血如桃仁、牛膝、丹皮之类，攻下如大黄、芒硝之类，俱宜慎之。若还产后身如热，外感血虚须认明。吴绶云：产后伤寒不可轻易发汗，盖有产时伤力发热者，有去血过多发热者，有恶露不尽发热者，有三日乳蒸发热者，或早起劳动，饮食停滞，皆有发热，状类伤寒而须详辨。刘完素云：大抵产病，天行从增损柴胡，杂症从增损四物，宜详察脉症而用之。王海藏云：凡妇人伤寒，六经治例皆同。有怀妊者，则以四物为君养血安胎。又云：娩后露体中风，伤卫自汗，宜桂枝汤加红花，或配黑鱼头骨更妙。朱丹溪云：产后诸病当大补气血为主，余作末治。强介宾云：此言虽是，然亦不必拘泥。余有辨论在全书内妇人类中，学者亦考。产后中风，危急屡验。方以黑豆一茶钟，连须葱头五个，先将黑豆焙至有烟时，再入葱头，黄酒一钟，水一钟半，煎至一钟，服之汗出即愈。传之救人，莫大阴功。此方从古北陈杰《回生集》抄附于此。云：是牛栏山杨医所授，系葛仙翁乩传之方也，宝之宝之。经脉胎产等疾，予另编有《资生别传》一帙，裒采《达生产宝》诸书，甦论而成集。仍遵景岳之法，证分九类，方列八阵，后附仙授牡丹等方。

华岫云曰：伤寒证仲景立法于前，诸贤注释于后。今观叶天士先生拟其治法，其所以异于庸医者，在乎能辨证耳。不以冬温、春温、风温、温热、湿温、伏暑、内伤劳倦、瘟疫等证，误认为伤寒。其治温热、暑湿诸证，专辨邪之在卫在营，或伤气分或伤血分，更专究三焦，故能述前人温邪忌汗，湿家忌汗，当用手经之方，不必用足经之药等。明训垂示后人，此乃先生独擅见长之处也。

华玉堂云：古人有言曰：仲景之法，不但治伤寒，苟能悉明其理，即治一切六气之病与诸杂症，皆可融会贯通，无所不宜。此诚属高论，固深知仲景者也。然予谓六淫之邪，头绪甚繁，其理甚奥，即汇集河间、东垣、丹溪及前贤诸法而治之，犹虑未能兼括尽善。若沾沾焉必欲但拘仲景之法而施治，此乃见闻不广，胶柱鼓瑟，不知变通者矣。

四明心法附注杨云峰验舌指南

近世伤寒多内伤，庸医不识妄投汤，病家又且无张土，遂致迁延变败亡。尝读《已任编》，参究高鼓峰治感证之法，皆本薛新甫、张介宾之精义，兹予抉其粹髓，撰成歌诀，以便学者易于记诵。若能潜心体认，临证自有把握。

口渴原非涉太阳，一涉口渴则非太阳证矣。禁投九味与麻黄，口渴若见，恐胃中津液将亡。凡麻、葛、羌、防之类，易干津液，所在当禁。惟存津液为王道。仲景《伤寒论》中最要紧关头，在存津液三字。

肺病白苔起刺详，生脉散如无人参，枸杞可代加柴地芍，归芪苓草是良方。以生金滋水。

肾气凌心黑滑苔，主方八味最堪裁。肾乃北方玄武之色，故属黑。且火位之下，水气承之。水来救母，此时泄火，火无从泄，助子以救母，则仇未有不复者也。亢则害，承乃制，其理昭然。

阴亏苔黑观来燥，的属津枯六味该。此肾水枯干，当急救其阴也。凡烈焰近炙则燔手，渐高则愈冷，缘冷气乃火逼所致。热病之舌黑，即此理也。

黑聚舌中寒水侮，其舌必兼滑嫩。救须附子理中谐。更有其舌同黑色，一属寒水侮土者，宜用附子理中。一系肾气凌心者，宜用人参八味。其治又不相同，何也？寒水侮土者，系阴盛于内，逼阳于外，外假热而内真寒，格阳也，其黑色止聚于舌中。肾气凌心者，系阴盛于下，逼阳于上，上假热而下真寒，戴阳也，其黑色直抵于舌尖。然未有不胖且嫩者，又不论干燥滋润也。杨云峰云：若寒水侮土，用八味乃是缓着。

补中益气治黄苔，再配芩、连。杨潜邨云：如其舌后半截滑腻而有微黄苔者，乃脾胃气虚下陷，止须补中益气汤足矣。补土生金果妙才，有食去芪加厚朴，仍留白术汗能排。且发其汗，纵有食勿顾也。歌曰：补中益气参归草，芪术升柴新会皮。即李东垣补中益气汤也，姜、枣引。

满舌铺黄似薄漆，胃阴不足气将脱，挽回妙义在知几，甘露饮加枸杞叶。有一种中气本虚，胃阴不足之辈，偶因劳倦发热，满舌微薄黄苔，状如金漆光亮之色，干而不燥，口不思饮，若误作火邪，妄投苦寒之剂，则中脏之气无不随药而脱。如遇此等舌苔，急宜用甘露饮重加枸杞以救之。虚甚者可加人参。歌曰：二地二冬芩枳斛，枇杷叶配草茵陈。即孙真人《千金方》甘露饮。

舌颓防卷用逍遥，舌本强直，转动不活而语言謇涩者，危。伤寒厥阴条下经云：舌卷囊缩者，死，不治。歌曰：逍遥芍术归陈草，薄荷柴芩配枣姜。即王海藏《医垒元戒》之逍遥散也。加用丹芩生地高。以滋水生肝。

舌色鲜红生脉配，人参、麦冬、五味，即孙思邈《千金方》之生脉散也。更须六味火能消。此心经病也，以滋水清火。

白加黄色黄加黑，舌苔如是。此肾凌脾人不识，须治中宫益气佳。补中益气为主，看燥润参以加减。

若还灰色须分别，认明灰色用芩连。《四明心法》云：凡舌见灰色，指甲括下无渣汁者，方是火证，乃芩连之对证。味其语意可见，阳邪燔灼，则其阴液未有不干枯者。此等辨论，俗工焉能晓得。

黑误芩连命必绝，舌上现形人字纹，用心挽救空劳力。黑乃肾水干枯，因误用芩、连，舌上现出人字纹者，必死。

舌色无拘苔有无，总逢枯燥费思罗，恐津液消亡，慎勿视为泛常。无苔镜面皆应死，一似猪腰子去膜。一舌如镜面者，危。一舌如去膜猪腰子者，危。一舌如火柿者，危。一舌竟无苔，胃气绝也，不治。有一种阳虚之人，误投寒凉致变危症，其舌伸出形如蛇舌，尖细撴撴而抖者，亦是无救之证也。

荔肉砂皮糙刺形，烘糕液涸化幽磷。一舌糙刺如砂皮而干枯燥裂者，危。一舌如烘糕者，危。雪花片片缘脾闭，不久将为泉下魂。吕批《治法汇》云：舌上起白苔，如雪花片者，脾冷而闭也，不治。此苔，痢疾症中更多。以上所列，皆垂死危候也。然有不必如此而死者，即至如此，而灼见脏腑阴阳虚实，再参“钩玄论”之三法，竭力挽回，则亦有得生者。时师既司人性命，须存寿世婆心，即于百不一活之症，当作万有一生之想。纵使修短有数，彭殇难齐,破格出奇，终于莫救，致招从旁浮议，同道中伤，病家归咎，而反之吾心，固无愧也。倘畏避嫌疑，而以此种危症，目视不救，再任其付诸庸劣之手，则必无生理矣，岂不痛哉。

五脏病因苔各色，青黄黑白赤分晰。经云：肝属木应东方，其色苍，其味酸，在音为角，在声为呼。心属火应南方，其色赤，其味苦，在音为徵，在声为笑。脾属土应中央，其色黄，其味甘，在音为宫，在声为歌。肺属金应西方，其色白，其味辛，在音为商，在声为哭。肾属水应北方，其色黑，其味盐，在音为羽，在声为呻。金生水，水生木，木生火，火生土，土生金。金克木，木克土，土克水，水克火，火克金。此《素问》以五色应五脏，而合五行相生相克之理也。业医者，不可不知。

敛坚苍老实邪推，验舌分虚实法。杨云峰云：经曰：邪气盛则实，正气夺则虚。又曰：有余者泻之，不足者补之。窃谓虚实两字，是挈病机之领。补泻两字，是提治法之纲。盖以人之有病，不出一虚一实。医之治病，不过一补一泻。如虚实稍有疑心，则补泻无从下手。是参症切脉，以审虚实，固临症第一要着也。乃有症似实而脉则虚，脉似实而症则虚者，如舍脉从症，既难信以为真。而舍症从脉，又惟恐其是假，奈之何哉？不知凡物之理，实则其形坚敛，其色苍老，虚则其体浮胖，其色娇嫩。而病现于舌也，其形与色亦然。故凡病属实者，其舌必坚敛而兼苍老。病属虚者，其舌必浮胖而兼娇嫩。如此分别，则为虚为实，是真是假，虽未参症切脉，而一目先了然矣。胖论阴阳献燥湿。验舌分阴阳法。杨云峰云：虚实既分，补泻固有定见。然虚实各有阴阳，而阴阳迭为虚实，则于虚实分阴阳，临症者，又不可混也。而分之不得其法，则有阴盛为阳盛，阳虚为阴虚，而不能无误者。且有证本阳虚，而经训曰阴虚，令人错解，贻害不浅者。如言阴虚出盗汗，阴言手太阴也，虚言肺气虚也。又言阴虚发夜热，阴言足太阴也，虚言脾气虚也。同曰阴虚而其中有手、足太阴之分。名曰阴虚，而其实脾肺气虚之症无。如历代医师，从未注明其义，误以脾肺气虚，认为肾水不足，而用滋阴降火之剂，朝夕重阴下逼，逼致土困金衰，便溏声嘶，致之死地而不悟者。只此两个阴字，拘义牵文，讹以传讹，自古迄今，普天之下不知日杀凡几，良堪痛也。况如此类者，经中未易枚举，总缘阴阳混杂，虚实模糊，但凭脉症，分晰难清。讵知阴虚阳盛而火旺者，其舌必干而燥，阳虚阴虚而火衰者，其舌必滑而湿。如此分别，则为阴为阳，谁实谁虚，显然可见。更何似阴似阳之疑，以致重阴重阳之误耶。**理胜《金镜录》一筹，**《金镜录》张三锡所注。验舌为准法。杨云峰云：舌者，心之苗也，五脏六腑之大主，其气通于此，其窍开于此者也。查诸脏腑图，脾肺肝肾，无系不根于心。核诸经络，考手足阴阳，无脉不通于舌。则知经络脏腑之病，不独伤寒发热有苔可验，即凡内外杂症，无一不呈形著色于其舌。是以，验舌一法，临症不可不讲。间尝从《金镜录》三十六舌，逐一体验，其法殊多未合，及参《己任编》。吕东庄有云：《金镜》三十六舌，当参其意而勿泥其法，更有三十六舌之所未及者，须以意通之。予于是临症之下，细心诊视，于四诊之中，验舌更有独得之秘。据舌以分虚实，而虚实不爽焉。据舌以分阴阳，而阴阳不谬焉。凡危急疑难之顷，往往病无可参，脉无可按，而惟以舌为凭。妇女、幼稚之病，往往闻之无息，问之无声，而惟有舌可验。是以阴阳虚实，见之悉得其真，补泻寒热，投之辄神其应。人以为奇，有何奇哉？不过同得之理耳。临诊者，诚潜心而有会焉，则分之而脏腑各一阴阳也，阴阳各一虚实也。理圆而法到，可以补《金镜》之所未及，而正不止三十六舌也。合之而脏腑同此阴阳也，阴阳同此虚实也。理圆而法活，可以裁《金镜》之所未合，而并不必三十六舌也。分而分之，其法不出乎五行。合而合之，其理总原于太极。准此以临症，则诸病之变现，总使万叶千枝，而一望之神明，自可搜根拔本。尚何无者生之，有者甚之。以干致邪失正，绝人长命之咎哉。鉴明可并月林石。杨云峰先生验舌之论，以浮胖坚敛分虚实，干燥滑润认阴阳，黑白青黄辨脏腑。盖本至中至正之理，以立至简至易之法。诚学者之阶梯，救世之津梁也予遵用之，颇多得力，故附录于此。惟愿同志诵记于心，幸勿谖尔。尝览《山海经》，西海有月林山，其石光莹明皎，能照彻人之肺腑。以上验舌之法，视其苔色，则知病有各脏之因由；观其嫩老，更明邪正阴阳之互异。可谓隔垣而洞悉人之肝胆，一望无遗，犹如月林石能照彻人之五脏也。故予取以喻此，并勉世人。若如用试金石治病，莫若以月林石更效也。

不论四时与六经，须知发热感寒因，其脉亦不浮紧而急。逍遥散郁使邪达，此乃外感寒而内发热，以火为寒邪所郁，既为火郁，则逍遥散自可以统治矣。兼食小柴合六君。合小柴则六君全矣，兼可助脾消食之妙。然此是为兼食未经表散者定论。

发表已经八九朝，只须竟用黑逍遥，逍遥散加熟地，即薛氏之黑逍遥也。气粗苔厚按胸痛，润下滋阴法论高。视其微甚，用逍遥散加熟地四、五钱，可用至一、二两，此就已经发表者言。盖发表既多，则津液干枯，宿物燥结而不能出，故必重用熟地，使阴血下润，则宿物自下。

攻里若多莫再下，势轻四子加归芍，人参、白术、茯苓、甘草，即四君子汤。是证再加当归、白芍。甚投附子与人参，人参须要重用。再加煨姜以发其汗。发汗回阳论亦确。下多则亡阳，故用参、附以回其阳，阳回而汗自作矣。

冬月伤寒起畏寒，此乃感受天时客令之风寒，非隆冬主气之严寒，如果冒犯肃杀之寒威，仍遵仲景之法，辨明寒伤营，风伤卫，酌以麻黄、桂枝等汤，分别治之。主方却用前胡汤，歌曰：前胡苏草陈皮桔，半芷还须加枣姜。即洁古老人之前胡汤。不愈小柴加枳桔，如不应手，换小柴胡汤再配枳壳、桔梗。继续逍遥无不安。初感者，以上法治之，无不愈也。

热觉胁疼与耳聋，口干舌黑燥生风，火燥生风，属邪不清。疏肝益肾如无应，六味饮加柴胡、白芍，即高鼓峰之疏肝益肾汤。柴芍归脾立建功。已燥不宜再燥，须去木香，并用米泔泡蒸白术为妙。歌曰：当归志枣香芪术，参草苓圆姜枣同。即《济生方》之归脾汤也。

热甚忽然手足肿，更兼头面块瘰耸，风淫末疾燥生疼，此为风淫末疾也。热甚而痛，手足亦有肿者，竟有瘰块如颐者。滋肾生肝凉忌用。此证忌用凉药，上方可加熟地一两主之。歌曰：地术柴胡山五味，泻萸归草配丹苓。此《己任编》之滋肾生肝饮，即赵养葵《医贯》中之滋水清肝饮也。

痞满实坚燥矢硬，凡大便硬者，除合仲景痞满燥实坚全见者，方议下。虽宜承气须三省，还要六脉沉实有力者，才可议下。歌曰：大承气内硝黄草，枳实还须朴枣姜，即仲景之大承气汤也。大黄、厚朴、枳实，此三味即小承气汤。大黄、芒硝、甘草，此三味即调胃承气汤。桃核、大黄、桂枝、芒硝、甘草，此五味即桃仁承气汤。粗工误治耗真阴，养气补阴下最稳。杨潜邨云：阴枯便燥则补阴，自可濡润矣。而必兼养气者，以推送无力也。须安慰病人，勿急于攻下，守至数日，自可奏效也。奏效虽迟，而实稳当。的是仲景功臣。

不便不餐不必惊，有不便而不食者，粗工必主一便，则邪去而膈清，才能思食。时医所见，或者如是。予独曰：不然。必须先养胃以助正，助正以去邪，如养未到，则邪不即去，不食不妨也。纵然养正去邪亨，所谓中气足而积滞能通，阴血润而其便自下。能食不便毋庸虑，理谓推陈在致新。或有一种不能便而能食者，推陈致新，仓廪盈溢，自能通利，不便毋庸忧虑也。

予撰斯歌非泛文，理宗《素》《难》贯天人，勉医勤读时温故，悟彻玄微道自尊。予一生应酬，济世养生，得力处全藉此篇，学者慎毋忽焉。吴石公云：职操原同良相功，调合燮理答苍穹，六经五脏殊天壤，八要三才究始终。贫富不分惟重命，死生虽数必推衷，贤愚何藉彰乡曲，自有人称草上风。李治菴云：病者求医似望仙，医人切莫故迟延，不徒举室怆惶甚，床箦呻吟最可怜。观吴、李二公之诗句，具见仁心仁术。足为后学规模，宜佩于绅带，庶夙夜不忘。

痧胀抉要说

张一庵云：夫痧胀证者，风湿火三气相搏，手足经二脉交侵，阴阳错乱，而扰为病之发也。盖风者，谓足厥阴之风木也；湿者，谓足太阴之湿土也；火者，谓手少阳之相火也。一阳二阴曰震，在卦为雷。故痧初发，即有雷厉风行，烈火熬沙沙即湿土之状，为病至此，死生只在须臾，救之不速，悔无及矣。惟善治痧者，为能救之。其善治之法，但当言解即用油头绳，括肩背臂膊之法，或用针刺眉心、人中等处而不言攻攻者，谓汗下也。盖以病非一气，无所施其攻也不可汗下。解之之法，又必先取所胜者，如火胜于湿，则先刺之凡痧发火胜者多，宜十指少商穴以针刺之为妙。甚者，再刺四腕委中穴。以泄其火气之有余。湿胜于火者必泻，则先吐之可投芦粟汤，或荞麦汤，以夺其湿气之太过，能使火湿和平，则风木之气不治而自解矣。即至用药无不同，然湿气不及，则先以凉解之。不愈，然后以寒解之。火气不及，则先以温解之，然后以热解之。火湿俱不及，则知所胜者在风，但投以辛甘之味，能使风气疏通，则火湿二气亦不治而自解矣。

至于动静者，阴阳之道也。湿主乎阴，静也；风火二气皆主乎动，阳也。二阳一阴曰离，在卦为火。痧病悉退，犹如雨过云开，阴阳之气和平，日丽中天而离火昭明矣。又内外者，阴阳之体用也，震内离外曰噬嗑。内动则绞肠括肚，外火则斑疹赤肤，痧毒肆攻，便有侵蚀脏腑之象也。离内震外曰丰，用药得宜，内则火毒潜消，外则痧点渐没。于是表里一清而气血冲和，肌肤亦得丰满。若如瘠弱，多因饮食风冷，调理失宜故耳。

至于人身之脉，手六经所以法天，足六经所以法地，天地之道以出入为顺者也。故天气入于地中，地气则从而顺之，生万物以出于外，以是知天之气，主入而不主出，地之气，主出而不主入。手足之经脉，亦岂有异哉。

总之，痧症非若伤寒之为病也。伤寒之病，只在足六经，而手不与焉。故治伤寒者，或汗、或吐、或下、或和解、或利小便，皆取其出而以从地道也。痧胀之症，止在足二经，手一经耳。手一经，法天而既主入；足二经，法地而既主出。故三气相搏，经脉交侵，阴阳错乱而为病发。此所谓病非一气，无所施其攻也，惟解为贵耳。

下卷 中厥条辨

辨非风形证歌

类中因虚内出风，卒然仆倒眼朦胧，
尿遗手撒歪斜眼，数种俱然症却凶。
小腹冷如冰石者，急宜气海灸能通，
炒盐艾附当脐熨，寒散阳回立见功。

类中者，其风自内出也。七情纵恣，六淫外侵，真阴不守，久之水衰火盛，风从火出，离其故宫，飞扬飘逐，卒然仆倒，故其人两肾腰胯间及脐下。必冰冷如铁。盖别病必他脏先病，缓缓穷到肾经。惟此病，竟是肾经与命门无形之水火自病，故一病竟绝也。当其发病之际，必有一股虚气从两肾中间，上夹脊，穿昆仑，过泥丸，直到命门。命门为三阴三阳聚处，此股气一冲，三阴三阳之气，亦突然而散，遂外不省人事。而在内脏腑之气，亦随之而去。脏腑之气既去，而手撒眼合，或开而直视、遗尿、声鼾口开等证，又相随而来矣。此命门即《素问》至阴之根，结于命门，及两肾之上下、左右各相去一寸，其中间便是丹家之元神也。此股虚气是即所谓无形之火也。缘无形之水，虚不能守，遂化作冷风。腾空而去矣。

非风脱证辨须分，知绝肝经眼合瞑，
若是口开心脏绝，声鼾手撒肺脾论。
尿遗肾绝诚当识，目揜摇头面赤增，
吐沫汗珠兼直视，理中大剂倍人参。

以上形状，大抵见一种犹可，数种俱见，亦为不治。犹当急以手按其少腹，冰冷如石者，速急灸气海穴，穴在脐下一寸五分，并用蒸脐法，汤中再加附子。

肾内真阳本素衰，虚邪冲动倒尘埃，
脉来三至如绵软，附子人参当即培。
初发可疗迟不治，势平参附养荣该，
照常二便饮如故，大料补中八味偕。

此大虚之症，其脉必二、三至，阔大虚软如棉花，急煎人参一二两，附子一两，或有生者。如发时可救，迟则无及矣。俟其势定，方用人参五钱，黄芪二两，附子五钱，不数饮之。但觉脐下温和，手足运动，口眼能动是矣。待饮食如常，二便如故，大剂补中益气汤，加附子三钱，吞八味丸两许，荣卫调和，渐可康复，否则终难延命。

其如头目晕难开，开见般般物倒排，
荡漾胸中如欲吐，慎防类中渐将来。
及时服饵还凭脉，两尺如虚肝肾颓，
脾肺寸关求索诊，培元救本戒休乖。

其有平日头目眩晕难开，开之即见居室百物俱倒转，胸中漾漾，恶心欲吐，即类中风之渐。急须节饮食，戒七情，远房事，以预防之。治法同上，但不灸，药物足矣。然服预防之药，当察其脉。如两尺虚衰者，六味、八味等丸，培补肝肾。寸关虚弱者，六君、十全等剂，调补脾肺，才有补益。若服搜风顺气，及清气化痰等药，适所以招风取中也。《东医宝鉴》云：凡大指、次指麻木，或不用者，三年内有中风之患。薛立斋云：预防者当养气血，节戒情欲，自可无虞。若服愈风汤、天麻丸之类，非惟无益，倘反引邪入内，滋患为害也。

辨中风形证歌

真中南稀北自多，药宜小续命汤瘥，
否防防芍芩麻桂，附草参芎保太和。

北方地燥高阜生风，南方地湿卑坚多雨，是以中风，北方多而南方少也。按：历代相传治中风之方，皆以续命汤为主。考其所自，则始于《金匮要略》。然此必宋时校正之所增，而非仲景本方也。自隋唐以来，则孙氏《千金》而亦采附，故后世宗之，无不以此为中风主治矣。但方内以麻、桂并用，姜、附同施，而佐以芎、防，本为发散外邪之设也。如非风类中，切勿乱投。

中风闭证认何形，握手牙关语不能，
二便不通如目瞀，耳聋鼻塞口无吩。
不妨三化汤投治，枳朴羌黄一泄平，
平素气虚兼血弱，麻仁丸主莫迟停。

假如其人素有积热，或郁火暴发，则风乘火势，火借风威，而风为热风矣，多见闭证，法当疏风。开窍先用搐鼻散吹之，次用牛黄丸灌之。若大便闭结，腹满胀闷，火热极盛者，以三化汤攻之。如或血虚肠燥之人，易以麻仁丸润下之。设内有寒气，大便反硬，名曰阴结。阴结者，得和气暖日，寒冰自化，勿可误用攻药，误即不能复救。慎之慎之。

闭或痰多涌似潮，三生饮与可能消，
南星附子川乌等，再配人参一两熬。

假如其人素挟寒，或暴受新寒，则风水相搏，寒冰彻骨。而风为寒风，多见脱绝之症，当温补元气，急用附子理中大剂灌之。若以痰涎壅盛，以三生饮加参两许灌之。间有寒痰壅塞，介乎闭脱之间，不便骤补者，用半夏、橘红各一两，浓煎至一杯，以生姜汁对冲，频频灌之，其人即苏，然后按其虚实而调治之。

痱风足废舌瘖形，会厌邪侵话不明，
謇涩喁喁声似哑，治分虚实莫胡行。

夫中风不语者，有心脾肾三经之异，又有风寒客于会厌卒然无音者。大法若痰迷心窍，当清心火，牛黄丸、神仙解语丹。若因风痰聚于脾经，当导痰涎，二陈汤加竹沥、姜汁，并用解语丹。若因肾经虚火上炎，当壮水之主，六味汤加远志、石菖蒲。若因肾经虚寒厥逆，当益火之原，刘河间地黄饮子，或用虎骨胶丸加鹿茸。若风寒客于会厌，声音不扬者，用甘桔汤加疏散之药，或兼服转舌膏亦可也。

歪斜口角大秦艽，两活辛芎草共膏，
芍术芩苓和二地，当归防芷把名标。

此中血脉、中在经络之中也。按：口眼㖞斜，多属胃土，而有筋脉之分。经云：足之阳明，手之太阳，筋急则口目则僻，皆急不能卒视，此胃土之筋瞤也。又云：足阳明之脉，挟口环唇，此胃土之脉为病也。口目常动，故风生焉。耳鼻常静，故风息焉。先烧皂角薰之，以逐外邪。次烧降香薰之，以顺血脉。再用酒煎桂枝，取汁一碗，软青布浸收，左歪拓右，右歪拓左。

中风仆倒语难言，口噤牙关紧闭间，
皂角明矾吹取嚏，姜汤苏合一丸研。

按：苏合香丸，乃斩关夺命之将，为中风闭证而设。若或施之非风类中之脱证，如人已入井而反下之石，鲜有不随药而毙者也。用者审之。按：手三阳之筋结入于颔颊，足阳明之筋上夹于口，风寒乘虚入其筋则挛，故令牙关急而口噤也。

中腑身疼现六经，依经据理治宜分，
初然跌倒难言语，黑豆煎饴一味斟。

认明六经形证，仍遵仲景以外感之法治之。其有始初昏仆无知，脉症并无脱状，宜先浓煎黑豆汁灌之即醒，然后随症用药。盖黑豆善治虚风之圣品，昔叶天士尝用疗此，多效。

厥仆辨治歌

酒厥　体质魁梧饮酒频，突然舌强语难清，㖞斜口眼痰声涌，煨葛山栀曲六君。

风厥　胁胀先疼肢不收，淋漓自汗便齐流，牙关目瞤方犀角，草术参芪归枣投。二活芎防芩枳壳，姜膏麻菊配羚周，怒多能食如前证，再继逍遥病定瘳。

虚厥　目睁上视仆如昏，溲汗无时脉少伦，久病阴虚阳暴绝，关元急灸独参生。

血厥　无疾平居忽冒眩，骤然默默口无言，恶闻人语时方寤，郁冒更名血厥煎。

此症宜仓公白薇散，其病名又谓之煎厥。

薄厥　怒气伤肝火上奔，胸中气乱厥呈形，证名薄厥蒲黄主，清酒加煎须饮温。

尸厥　五尸秽气暴淫人，离乱阴阳不顺承，状若死尸形似厥，调中正气莫留停。

食厥　上身腹闷热心烦，脐下如冰烘已寒，气阻阳明为食厥，保和平胃自能安。

湿厥　大便稀溏小水黄，头疼膝肿体拘伤，挟痰中湿由生热，内外分消虚实详。

此症宜与《感证类要》疫疠条下软脚瘟并参。

暑厥　面垢肢寒倒闷沉，渴来喘呕利犹增，三阴中暑宜辛热，大顺香薷及臭灵。

静而得之谓之中暑，名曰阴暑厥症。其有或纳凉于广厦，或过食于生冷，头疼恶寒，肢节疼痛，大热无汗，此阴寒所遏，阳气不得发越，亦多厥仆。二者俱宜温散。如轻者，香薷饮；重者，大顺散，或研蒜水灌之。

热厥　劳役长途赤日中，汗多气少渴相从，躁烦头痛名阳暑，肤热昏迷白虎功。

动而得之谓之中热，中热者，阳证也。热伤元气，非形体受病也。或行役于长途，或务农于赤日，头痛躁热，肌肤大热，大渴，多汗，少气，宜苍术白虎汤主之。

痰厥　痰厥昏迷不省事，喉中却似水鸡声，白矾牙皂研吹鼻，一盏香油灌即醒。

此症醒后，审明虚实，宜理气消痰。

气厥　气厥依稀似中风，惟兹身冷不相同，有痰四七导痰饮，术桔芩连六子功。加用星蒌与苏叶，或如正气藿香逢，木沉香配槟榔枳，乌药磨冲白酒浓。

蛔厥　蛔厥分明属胃寒，吐蛔疼痛理中参，干姜参术休甘草，加入椒梅道岂凡。

此症理中汤主之。但虫遇甜味更觉要痛，故方内要去甘草。虫见酸辛则安，宜加川椒、乌梅。如痛甚者，可加苦楝树根皮。

祟厥　忽倒尘埃晕不知，脉来两手各参差，顷时灌醒喃喃语，大指须将艾灸施。下剂精详原有秘，降檀豆蔻泪桃枝，藿乌姜草陈苍朴，鹿角砂仁邪避驰。

是症宜灸大指鬼哭穴。病人床前可多焚降香。

恶厥　肠鸣寒粟起肌肤，客忤狂言面带乌，厥逆迷沉口自噤，香丸苏合灌能苏。

苏合丸，昔日广东周少川制者，四远驰名，用者立效。近日佛山镇潘务本修合者，比众更佳。

凡逢卒仆觉狐疑，汤用生姜且探迷，略待神思稍定后，认明证治拟方宜。

明哲论选

刘宗厚《玉机微义》云：余尝至凉州，其地高阜，四时多风少雨，天气常寒，每见中风或暴死者有之，盖折风燥烈之甚也。时洪武乙亥秋八月，大风起自西北，时甘州城外路死者数人，余亦始悟经谓西北之折风伤人，主病暴死之旨不诬，丹溪之言有所本也。吁！医之不明运气地理造化之几微，而欲行通变之法者，难矣哉。张介宾云：据此一说，是诚风之杀人也。然风气兼温，虽烈未必杀人，惟带寒威则杀人耳。矧以西北地寒，而风寒起于八月，则寒随风至，寒必彻骨。凡暴露之人，虽曰中风，而不知实中阴寒之毒也。此在强者固能支持，弱者焉得不死。然亦所遇之异，故特记。若此方是真中风邪，则亦百十年间，始方仅遭一、二，而此症之不多见者，从可知矣。此外如贼风、虚风之伤人，则岁岁有之，处处有之，是无非外感之病，未闻有因外感而卒然昏愦致死也。矧今人之所谓中风者，或于寂然无风之时，或于食饮严密之处，素无外感而忽然晕仆，忽然偏废，此其似风非风，又可知矣。而尽以风治，其能堪乎。

喻嘉言《寓意草》云：《丹溪方书》有曰半身不遂，大率多痰，在左属死血少血，宜四物汤加桃仁、红花、竹沥、姜汁。在右属气虚属痰，宜二陈汤、四君子汤加竹沥、姜汁。教人如此认证，因而复起后人之执着。至《内经》则无此说也。《内经》但言左右者，阴阳之道路。夫左右既为阴阳往还之道路，何尝可偏执哉。况左半虽血为主，非气以统之则不流。右半虽气为主，非血以丽之则易散。故肝胆居左，其气尝行于右。脾胃居右，其气尝行于左。往来灌注，是以生生不息也。凡治一偏之病，法宜从阴引阳，从阳引阴，从左引右，从右引左。盍观树木之偏枯者，将溉其枯者乎，抑溉其未枯，使荣茂而因其条畅其枯者乎。

张景岳云：非风一证，即时人所谓中风证也。此证多见卒倒，卒倒多由昏愦，本皆内伤积损颓败而然，原非外感风寒所致。而古今相传，咸以中风名之，其误甚矣。故余欲易去中风二字而拟名类风，又欲拟名属风。然类风属风，仍与风字相近，恐后人不解，仍尔模糊，故单用河间、东垣之意，竟以非风名之，庶乎使人易晓，而知其本非风证矣。

又云：凡诊诸病，必先宜正名。观《内经》诸篇所言，风证各有浅深、脏腑、虚实、寒热之不同，本皆历历可考也。若今人之所谓中风者，则以《内经》之厥逆，悉指为风矣，延误至今，莫有辨者。虽丹溪云：今世所谓风者，大率与痿证混同论治，此说固亦有之，然何不云误以厥逆为风也。惟近代徐东皋有云：痉厥类风，凡尸厥、痰厥、气厥、血厥、酒厥、食厥等，皆与中风相类。此言若乎近之而殊，亦未善也。使果风厥相类，则凡临是证者，曰风可也，曰厥亦可也。疑似未决，将从风乎，将从厥乎。一知经所言者，风自风，厥自厥也。风之与厥，一表证也，一里证也。岂得谓之相类耶。奈何后人不能辨察经义，而悉以厥证为风。既名为风，安得不从风治？既从风治，安得不用散风之药？以风药而散厥证，所散者非元气乎？因致真阴愈伤，真气愈失，是速其死矣。若知为厥，则原非外感，自与风字无涉，此名之不可不正，证之不可不辨也。但名得其正，又何至有误治之患矣。

通一子云：凡非风等证，在古人诸书皆云气体虚弱，荣卫失调，则真气耗散，腠理不密，故邪气乘虚而入。此言感邪之由，岂不为善。然有邪无邪，则何可不辨。夫有邪者，即伤寒疟痹之属，无邪者，即非风衰败之属。有邪者，必或为风寒走注，或为肿痛偏枯，而神志依然无恙也。无邪者，本无痛苦寒热，而肢节忽废，精神言语，倏尔变常也。有邪者，病由乎经，即风寒湿三气之外侵也。无邪者，病出乎脏，而精虚则气去，所以为眩晕、卒倒；气去则神去，所以为昏愦无知也。有邪者，邪必乘虚而入，故当先扶正气，但通经逐邪之品，不得不用以为佐。无邪者，救本不暇，尚敢再为杂用，以伤及正气乎。

张介宾曰：凡五脏皆能致病，而风厥等症何以独重肝邪，且其急暴之若此也。盖人之所赖以生者，惟在胃气，以胃为水谷之本也。故经云：人无胃气曰死，脉无胃气亦死。夫肝邪者，即胃气之贼也，一胜则一负，不相并立。凡此非风等症，其病为强直掉眩之类，皆肝邪风木之化也。其为四肢不用，痰涎壅盛者，皆胃败脾虚之候也。然虽曰东方之实，又岂果肝气之有余耶？正以五阳俱败，肝失所养，则肝从邪化，是曰肝邪。故在“阴阳类论”以肝脏为最下者，正谓其木能犯土，肝能犯胃也。然肝邪之见，本由脾肾之虚，使脾土不虚，则肝木虽强，必无乘脾之患。使肾水不虚，则肝木得养，又何有强直之虞。所谓胃气者，即二十五阳也，非独指阳明为言也。所谓肾水者，即五脏六腑之精也，非独指少阴为言也。然则真阳败者，真脏见，真阴败者，亦真脏见。凡脉症之见真脏者，俱为危败之兆。所谓真脏者，即肝邪也，即无胃气也，此即非风类中之大本也。

又云：凡非风卒倒等症，无非气脱而然。何也？盖人之生死，全由乎气。气聚则生，气散则死。凡病此者，多以素不能慎，或七情内伤，或酒色过度，先伤五脏之真阴，此致病之本也。再或内外劳伤，复有所触，以损一时之元气，或以年力衰迈，气血将离，则精损为颓，此发病之因也。盖其阴亏于前而阳损于后，阴陷于下而阳乏于上，以致阴阳相失，精气不交，所以忽尔昏愦，卒然仆倒，此非阳气暴绝之候乎。故其为病而忽为汗出者，营卫之气脱也。或为遗尿者，命门之气脱也。或口开不合者，阳明经之气脱也。或口角流涎者，太阴脏气之脱也。或四肢瘫软者，肝脾之气败也。或昏倦无知，语言不出者，神败于心，精败于肾也。凡此皆冲任气脱，形神俱败而然。故必于中年之后，乃有此症，何今人见此，无不指为风痰，而治从消散。不知风中于外，痰郁于中，皆实邪也。而实邪为病，何遽令人暴绝若此？且既绝如此，尚堪几多消散？而人不能悟，良可哀也。观东垣云：气衰者多有此疾，诚知要之言也。奈后人不明其说，但以东垣为主气，又岂知气之为义乎。故凡治卒倒昏沉等症，若无痰气阻塞，必须以大剂参、附峻补元气，以先其急，随用地黄、当归、枸杞之类填补真阴，以培其本。盖精即气之根，气生于下，即向生之气也。经云：精化为气，即此之谓。舍是之外，他无实济之术矣。虽然，夫以养生失道，而病令至此，败坏可知，犹望复全，诚非易也。第治得其法，犹可望其来复，若误治之，则何堪再误哉。

又云：凡非风之多痰者，悉由中虚而然。夫痰即水也，其本在肾，其标在脾。在肾者，以水不归原，水泛为痰也。在脾者，以食饮不化，土不制水也。不观之强壮之人，任其多饮多食，则随食随化，未见其为痰也。惟是不能食者，反能生痰，此以脾虚不能化食，而食即为痰也。故凡病虚劳者，其痰必多，而病至垂危，其痰益甚。正以脾气愈虚，则全不能化，而水泛尽为痰也。然则痰之与病，病由痰乎？痰由病乎？岂非痰必由于虚乎？可见天下之实痰无几，而痰之宜伐者亦无几。故治痰者，必当温脾强肾，以治痰之本，使根本渐充，则痰将不治而自去矣。

张会卿曰：余尝闻之俗传云：痰在周身，为病莫测。凡瘫痪瘈疭、半身不遂等症，皆伏痰留滞而然。若此痰饮，岂非邪类，不去痰邪，病何由愈？余曰：汝知痰之所自乎？凡经络之痰，盖即津血之所化也。使果荣卫和调，则津自津，血自血，何痰之有？惟是元阳亏损，神机耗败，则水中无气而津凝血败，皆化为痰耳。此果痰也，果津血也，岂以津血之外，而别有所谓痰者耶。若谓痰在经络，非攻不去，则必并精血而尽去之，庶乎可也。否则，安有独攻其痰，而津血自可无乎？津血复伤，元阳愈竭，随去随化，痰必愈甚。此所以治痰者不能尽，而所尽者，惟元气也。矧复有本无痰气，而妄指为痰，以误攻之者，又何其昧之甚也。故凡用治痰之药，如滚痰丸、清气丸、化痰丸、搜风顺气之类，必其元气无伤。偶有壅滞，而或见微痰之不清者，乃可暂用分消，岂云无效。若痰及元气，而但知标，则未有不日用而日败者矣。

又曰：肥人多有非风之症，以肥人多气虚也。何以肥人反多气虚？盖人之形体，骨为君也，肉为臣也。肥人者，柔胜于刚，阴胜于阳者也。且肉以血成，总皆阴类，故肥人多有阳衰气虚之症，而多湿多滞，故气道多有不利。若果痰气壅滞，则不得不先为清利，宜于备急治痰之法，随宜暂用。若无痰而气脱卒倒，必宜四君、六君、十全大补之类，重用参、附为主也。

凡非风初病，而痰气不甚者，必不可猜其为痰而妄用痰药，此大戒也。若果痰涎壅盛，填塞胸膈，汤液俱不能入，则不得不先开其痰，以通药食之道。而开痰之法，惟吐为捷。如古方之独圣散、茶调散、稀涎散之属，皆吐痰之剂也。但恐元气不足，不能当此峻利之物，或但用和阵中所附吐法为妥。或用牛黄丸、抱龙丸之类，但使咽喉气通，能进汤饮即止，不可尽攻其痰，致令危困，则最所慎之。以故治痰之法，又必察其可攻与否，然后用之，斯无误也。若其眼直、咬牙、肢体拘急、面赤、强劲有力者，虽见昏沉，亦为可治。先用粗筋之类，挖开其口，随以坚实笔杆捺住牙关，乃用淡淡姜盐汤，徐徐灌之，然后以中食二指探入喉中，徐引其吐。若指不能入，则以鹅翎蘸汤代指探吐亦可，如是数次，得吐气通，必渐苏矣。然后酌宜可以进药治之，此治实痰壅滞之法也。若死症已具，而痰声辘辘于喉间者，吐亦无益，不必吐也。若痰气盛极而不能吐者，亦不治之症也。凡形气大虚者，忌用吐法，是皆不可攻者也。

华岫云曰：风为百病之长，故医书咸以中风列于首门。其论症有真中、类中，中经络、血脉、脏腑之分，其论治则有攻风、劫痰、养血、润燥、补气、培元之治。盖真中虽风从外来，亦由内虚，而邪得以乘虚以入。北方风气刚劲，南方风气柔和，故真中之病，南少北多。其真中之方，前人已大备，不必赘论。其类中之症，则河间立论云：因烦劳五志过极，动火而卒中，皆因热甚生火。东垣立论：因元气不足，则邪凑之，令人僵仆卒倒如风状，是因乎气虚。而丹溪则又云：东方气温多湿，由湿生痰，痰生热，热生风，故主乎湿。三者，皆辨明类中之由。类者，伪也。近代以来，医者不分真伪，每用羌、防、星、半、乌、附、细辛以祛风豁痰，虚证实治，不啻如枘凿之殊矣。今观叶天士先生医案，发明内风，乃身中阳气之变动，肝为风脏，因精血衰耗，水不涵木，木少滋荣，故肝阳偏亢，内风时起。治以滋液熄风，濡养营络，补阴潜阳。如虎潜、固本、复脉之类是也。若阴阳并损，无阳则阴无以化，故以温柔濡润之剂补之，如地黄饮子、还少丹之类是也。更有风木过动，中土受戕，不能御其所胜，如不寐不食，卫疏汗泄，饮食变痰，治以六君、玉屏风、茯苓饮、酸枣仁汤之属。或风阳上僭，痰火阻窍，神识不清，则有至宝丹芳香宣窍，或辛凉清上痰火。法虽未备，实足以补前人之未及。至于审证之法，有身体缓纵不收、耳聋、目瞀、眼合、撒手、遗水、失音、鼾睡。此本实，先拨阴阳，枢纽不交，与暴脱无异，非是中外邪之风，乃纯虚证也。故先生急用大剂参附以回阳，恐纯刚难受，必佐阴药，以挽回万一。若身体拘挛，半身不遂，口眼㖞邪，舌强言謇，二便不爽，此本体先虚，风阳夹痰火壅塞，以致营卫脉络不和。治法急则先用开关，缓则益气养血，佐以消痰清火，宣通经隧之药。气充血盈，脉络通利，则病可全愈。至于风痱、风懿、风痹，瘫痪，乃风门之兼，理亦相同。案中种种，治法未能尽宣其理，不过略举大纲，分类叙述，以便后人观览。

邹新甫曰：厥者，从下逆上之谓。痉者，明其风强之状。所以二字，每每并言，原与伤寒门所载者有间，想是症总由气血日偏，阴相一并而成。譬如风雷猛烈，郁极而发。若发而渐复者，犹可转危为安。若发而转逆者，必至直拔根荄乃已。考方书之名目不一，致病之因由亦繁。大抵可吐者，如痰食填塞于胸中，用瓜蒂散之类及烧盐探引方法。可清可折者，如厥阳壮火升逆而莫制，用景岳玉女煎及《宣明》龙荟丸法。可开可降者，如气厥、薄厥，而形气暴绝，有五磨饮子及蒲黄酒法。秽浊蒙神而昏乱无知，有牛黄至宝及苏合香丸之两法。飞尸卒厥，先宜酒醴以引导，并可按穴而施针法及灸法。若从虚而论者，如内夺而厥，则为瘖痱，有地黄饮子通摄下焦法。烦劳阳张令人煎厥，有人参固本加金箔方，诸水为壮水制火法。血厥而阳腾络沸，参乎从阴从阳法。色厥而精脱于下，急与大剂挽元法。肾厥宗许学士之椒、附以通阳。蛔厥有仲景之安蛔法。阳极用救阴峻剂。阴极有扶阳方法。种种规模，以为全备。及参叶氏案中，先生于是症，独重在肝。盖肝者，将军之官，善干他脏者也。肝气一逆，则诸气皆逆。气逆则痰生，遂火沸、风旋、神迷、魂荡，无所不至矣。若犯于上者，不免凌金烁液，有麦门冬汤及琼玉膏之补金柔制法。若犯于中而为呕为胀者，用六君去术加木瓜、姜、芍之类，及附子粳米汤加人参，为补胃凝肝法。若震及心脾而为悸为消者，用甘麦大枣汤合龙、蛎之属，为缓急重镇法。若挟少阳之威而乘巅摇络者，用羚羊、钩藤、元参、连翘之剂，为熄风清络法。若本脏自病而体用失和者，以椒、梅、桂、芍之类，为益体宣用法。若因母脏之虚而扰及子脏之位者，用三才配合龟甲、磁朱，及复脉减辛味，复入鸡黄之属，为安摄其子母法。至于痿厥之治，犹觉神奇，取血肉介类，改汤为膏，谓其力味重实，填隙止厥最速。此岂非补前人之未备，开后学之法门哉。参是案者，幸毋忽诸。

尊生秘笈

老子曰：谷神不死，是谓玄牝。玄牝之门，是谓天地根。绵绵若存，用之不勤。

又曰：生之门，死之户。

广成子曰：毋劳尔形，毋摇尔精，乃可以长生。

隐求子曰：培养精元贵节房，更袪尘累最为良，食惟半饱宜清淡，酒止三分勿过伤。药饵随时宜勉进，功名有分不须忙，几行俚语君能味，便是长生不老方。

集方附后

是编之中应用汤丸，已经各证条下，随症附历注明者，兹不复载。惟将明哲论议之方，汇集于后，以便查阅。

决阴煎

熟地　当归　泽泻　牛膝　乌药　肉桂

酸枣仁汤

枣仁　甘草　知母　茯苓　川芎

外台茯苓饮

茯苓　人参　白术　枳实　橘红　生姜

还少丹

熟地　山药　牛膝　枸杞　山萸　茯苓　杜仲　远志　五味　小茴　巴戟　楮实　肉苁蓉　石菖蒲

虎潜丸

熟地　龟板　黄柏　知母　锁阳　当归　牛膝　白芍　陈皮　虎胫骨　羯羊肉

固本丸

人参　天冬　麦冬　生地　熟地

玉屏风散

黄芪　白术　防风

仓公白薇散

白薇　人参　当归　甘草

蒲黄饮

蒲黄五钱　生熟各半，以酒煎热服。

藿香正气散

藿香　紫苏　白芷　腹皮　茯苓　白术　夏曲　厚朴　桔梗　甘草

平胃散

苍术　厚朴　陈皮　甘草

保和丸

山楂　神曲　茯苓　半夏　陈皮　连翘　萝卜子

大顺散

干姜　肉桂　杏仁　甘草

臭灵丹

即大蒜一味

四七汤一名七气汤

人参　官桂　半夏　甘草　生姜

金匮麦门冬汤

麦冬　半夏　人参　甘草　大枣　粳米

附子粳米汤

附子　半夏　甘草　粳米

甘麦大枣汤

甘草　小麦　大枣

三才汤

天冬　熟地　人参

琼玉膏

地黄　茯苓　人参　白蜜　臞仙加琥珀、沉香。

玉女煎

熟地　石膏　知母　麦冬　牛膝

地黄饮子

熟地　巴戟　山萸　苁蓉　附子　官桂　石斛　茯苓　菖蒲　远志　麦冬　五味

当归龙荟丸

当归五钱　胆草五钱　山栀一两　黄连五钱　黄柏三钱　黄芩　大黄各一两　青黛三钱　芦荟一两　木香三钱　麝香二钱

蜜为丸，每丸计重三钱，姜汤调服。

至宝丹

犀角镑　朱砂飞　雄黄飞　琥珀碾　玳瑁镑以上各一两

水安息香一两以无灰，酒熬成膏。如无，以旱安息香代之。西牛黄五钱，麝香一钱，龙脑即冰片一钱，金、银箔各五十片，共为极细末，将安息香膏重汤煮，入诸药搜和，分作百丸蜡护，临用参汤化下。

清心牛黄丸

黄连　黄芩　山栀　郁金　辰砂　牛黄

上各一钱，共研匀炼蜜为丸，每丸计重五分，以竹心汤调服，或凉开水调送亦可。

神仙解语丹

白附子炮　石菖蒲去毛　远志肉甘草，水泡　天麻　羌

活 全蝎去尾，甘草水洗 陈胆星各一两 广木香五钱

上共为末，以面糊为丸，如龙眼大，每服一丸，薄荷汤调下。

转舌膏

连翘 远志 薄荷 柿霜 山栀 防风 桔梗 黄芩酒炒 花粉 甘草 大黄酒制，各五钱 川芎 犀角磨，晾干，各三钱

上共研匀炼蜜为丸，如弹大，朱砂为衣，每服一丸，薄荷五分，煎汤调下。

新方吐法

用萝卜子二两捣碎，以滚水冲，搅匀略淀，徐徐服之，得快吐即住，以稀粥调养。

蒸脐法

薛立斋治寒淫于内，治宜辛热。而神脱脉绝，药不能下者，急炒盐、艾、附子，热熨脐腹，以散寒回阳，又以口气补接其气，又以附子作饼，热贴脐间时许，神气稍苏，然后斟酌汤药救之。

跋[①]

医必识病而后能立方。古方之传于今者，无虑数万首。古法之传于今者，无虑数百家。医者熟复于古人之法，因以通乎古人制方之意，则临病有准绳，而术乃日精。粗工于轩、岐、长沙之书，曾未窥览，即病机十九，犹茫然不能言。无论井、输、荥、合之位置，苍天、黔天之气化也，而乃以空疏不学，自便创为古方不可治今病之说。噫，不知古法，而徒执其方，方不对病，病于何瘳？医不自咎，转以咎古人，不亦颠乎。

吾里枫山毛先生，倦游医部，与古为徒，尝著《养生经验合集》一书，于古方之有成效者，既审择以示人。今又著《三信编》一书，则于古法加详焉。其持论也，有本有源，而宅心之仁，用力之勤，皆于是乎见。是真能熟复古人之法，而精其术以济世者矣。

昔《南史》称，徐野人年八十犹岁读五经一过，卒成大儒。今先生年八十余，于著述如此，以视空疏不学者，居何等耶。余故忻然为识数言于简末，一以为粗工劝，一以为古人快也。

同里实庭钱枚拜跋

① 跋文原置凡例前，此次整理置书末。

《中医经典文库》书目

一、基础篇

《内经知要》
《难经本义》
《伤寒贯珠集》
《伤寒来苏集》
《伤寒明理论》
《类证活人书》
《经方实验录》
《金匮要略心典》
《金匮方论衍义》
《温热经纬》
《温疫论》
《时病论》
《疫疹一得》
《伤寒温疫条辨》
《广温疫论》
《六因条辨》
《随息居重订霍乱论》
《濒湖脉学》
《诊家正眼》
《脉经》
《四诊抉微》
《察舌辨症新法》
《三指禅》
《脉贯》
《苍生司命》
《金匮要略广注》
《古今名医汇粹》
《医法圆通》

二、方药篇

《珍珠囊》
《珍珠囊补遗药性赋》
《本草备要》
《神农本草经》
《雷公炮炙论》
《本草纲目拾遗》
《汤液本草》
《本草经集注》
《药性赋白话解》
《药性歌括四百味》
《医方集解》
《汤头歌诀》
《济生方》
《医方考》
《世医得效方》
《串雅全书》
《肘后备急方》
《太平惠民和剂局方》
《普济本事方》
《古今名医方论》
《绛雪园古方选注》
《太医院秘藏丸散膏丹方剂》
《明清验方三百种》
《本草崇原》
《经方例释》
《经验良方全集》
《本经逢原》
《得配本草》
《鲁府禁方》
《雷公炮制药性解》
《本草新编》
《成方便读》
《药鉴》
《本草求真》
《医方选要》

三、临床篇

《脾胃论》
《血证论》
《素问玄机原病式》
《宣明方论》
《兰室秘藏》
《医学发明》
《金匮翼》
《济阳纲目》
《内外伤辨惑论》
《傅青主男科》
《症因脉治》
《理虚元鉴》
《医醇賸义》
《中风斠诠》
《阴证略例》
《素问病机气宜保命集》
《金匮钩玄》
《张聿青医案》
《洞天奥旨》
《外科精要》
《外科正宗》
《外科证治全生集》
《外治寿世方》
《外科选要》
《疡科心得集》
《伤科补要》

《刘涓子鬼遗方》
《外科理例》
《绛雪丹书》
《理瀹骈文》
《正体类要》
《仙授理伤续断方》
《妇人大全良方》
《济阴纲目》
《女科要旨》
《妇科玉尺》
《傅青主女科》
《陈素庵妇科补解》
《女科百问》
《女科经纶》
《小儿药证直诀》
《幼科发挥》
《幼科释谜》
《幼幼集成》
《颅囟经》
《活幼心书》
《审视瑶函》
《银海精微》
《秘传眼科龙木论》
《重楼玉钥》
《针灸大成》
《子午流注针经》
《针灸聚英》
《针灸甲乙经》
《证治针经》
《勉学堂针灸集成》
《厘正按摩要术》
《饮膳正要》
《遵生八笺》
《老老恒言》
《明医指掌》
《医学从众录》
《读医随笔》
《医灯续焰》
《急救广生集》

四、医论医话医案

《格致余论》
《临证指南医案》
《医学读书记》
《寓意草》
《医旨绪余》
《清代名医医案精华》
《局方发挥》
《医贯》
《医学源流论》
《古今医案按》
《医学真传》
《医经溯洄集》
《冷庐医话》
《西溪书屋夜话录》
《医学正传》
《三因极一病证方论》
《脉因证治》
《类证治裁》
《医碥》
《儒门事亲》
《卫生宝鉴》
《王孟英医案》
《齐氏医案》
《清代秘本医书四种》
《删补颐生微论》
《医理真传》
《王九峰医案》
《吴鞠通医案》
《柳选四家医案》

五、综合篇

《医学启源》
《医宗必读》
《医门法律》
《丹溪心法》
《秘传证治要诀及类方》
《万病回春》
《石室秘录》
《先醒斋医学广笔记》
《辨证录》
《兰台轨范》
《洁古家珍》
《此事难知》
《证治汇补》
《医林改错》
《古今医鉴》
《医学心悟》
《医学三字经》
《明医杂著》
《奉时旨要》
《医学答问》
《医学三信篇》
《医学研悦》
《医宗说约》
《不居集》
《吴中珍本医籍四种》